UMWANA ARARYOHA

Bangambiki Habyarimana

First Edition

Copyright © 2015 Bangambiki Habyarimana
www.amakururwanda.com

IBINTU BYAFASHA UMWANA KWIGIRIRA ICYIZERE

Kwigirira icyizere ku mwana ni ukuba umwana yumva yisanzuye, atisuzugura,abasha kuvuga cyangwa gukora icyo yatekereje nta bwoba,nta gushidikanya afite.
Kwigirira icyizere bituma umwana abaho aguwe neza ,bituma ibyo yifitemo(impano, kuvumbura ...) bijya hanze mu buryo bworoshye. Kwigirira icyizere bituma umwana atera imbere yaba mu bimurimo cyangwa ibyo yiga. Dore bimwe mu byafasha umwana kwigirira icyizere:
Kwirinda kubwira umwana amagambo amuca intege: Ababyeyi bashobora gutuma abana babo bitakariza icyizere mu gihe bahora bababwira amagambo mabi yo kubaca intege nko kubabwira ngo ntacyo bazimarira, uri mubi, sinkunda amenyo yawe, mbega igitwe! n'ibindi. aya magambo atuma umwana yumva nta kigenda cye
Kureka umwana agakora mu gihe agize ubushake: Niba umwana ashaka kwigana imirimo y'abakuru muhe urubuga. Hari amakosa akunda gukorwa n'abarera umwana :urugero: niba umwana ashatse kugira icyo akora nko kwandurura nk'ibintu bimeneka akavugirizwa induru, yashaka gusasa bati jyenda ntabyo uzi, yajya kwigaburira ku meza cyangwa kwirisha bati reka ntiwabishobora, yasaba kwiyoza bati wintesha igihe wowe se urabona ubizi ...ibyo byose n'ibindi twavuga bituma umwana yibwira neza ko ntacyo ashoboye bikamwangiza
Kumubwira ibyo yakoze neza akenshi kurusha kumubwira amakosa ye: mu gihe umwana yakoze amakosa ni byiza kumuhana ariko na none guhora umubonamo amakosa kurusha ibyiza akora bituma umwana ahora yibona ko ari umunyamakosa gusa. Ni byiza rero kubwira umwana ibyiza akora kurusha guhora umubwira amakosa ye n'ububi bwe.
Subiza ibibazo by'umwana uvugisha ukuri: Hari ikigero abana bakunda kubaza ibibazo byinshi nabo iyo badasubijwe ngo bashire amatsiko bituma bitakariza icyizere. Ni byiza rero gusubiza umwana ibyo akubaza kandi ukirinda kumubeshya,Menyereza abana bawe kubaganiriza: iyo uganiriza abana bagira umwanya munini wo kukubwira ibibarimo naho bagana.
 Dore bimwe mu biranga umwana utifitiye icyizere ukeneye ubufasha bw'abamurera:
 Umwana utifitiye icyizere akenshi uzasanga atinya, yisanzura gusa ku muntu yabonye umwakira. Bene uyu mwana biramugora gusuhuza abashyitsi, kujya mu bantu benshi, kuba yaririmbira abantu mu ruhame, ibyo avuga nubwo byaba ari byo ubona bituruka kure, ntakunze gukinira ahari abantu bakuru, umubaza ikintu agasubiza buhoro asa nk'ufite ubwoba cyangwa ukamubaza ntagusubize, ntakurebe mu maso, iyo afite ikibazo kukivuga biramunanira, akaba yakwinyarira kuko yatinye kukubwira ko ashaka kujya kuri toilette,
Umwana utifitiye icyizere ashobora kandi guterwa ubwoba n'abandi agakora amakosa

adasanzwe akora, kubera ubwoba bw'uko abandi batamwakira.
Gufasha umwana kwigirira icyizere rero ni ingirakamaro kuko ari kimwe mu bintu biha umwana urufatiro rw'ubuzima rukomeye azubakiraho n'ibindi.

IBINTU 5 BIRANGA ABABYEYI BARERA ABANA NEZA

Ababyeyi beza kandi buri mwana akenenra ni Ababyeyi bashyira mugaciro barera kandi bagahana umwana mu rukundo(ferme and loving parent)
Muhimakazi Diane umubyeyi w'inararibonye mu gukurikirana abana aratubwira ibiranga bene abo babyeyi nyabo cyangwa se ababyeyi bifuzwa n'abana bose.

Kumenya gutanga icyerekezo ku mwana : umubyeyi mwiza ni ugenzura akareba ibyo umwana yerekezamo akabimuteramo imbaraga cyangwa akamwereka uburyo byakorwa neza kuko aba amuruta
Gukurikirana umwana muri byose : Haba ku ishuri, mu rugo, mu baturanyi umubyeyi mwiza amenya amakuru y'umwana we.
Kugena igihe cyo kuganira n'abana : Umubyeyi uganira n'abana amenya ibyo bifuza, bakamwisanzuraho n'ibindi.
Gukundisha abana gusenga}} : Iyo umubyeyi atoza abana gusenga bakurana imico ishimwa n'Imana n'abantu bikorohereza ababyeyi kutavunika kuko bazi igikenewe
Kumenya imiterere ya buri mwana : iyo umubyeyi azi imiterere y'umwana we, amenya n'impamvu zitera umwana we imyitwarire ye noneho ntamuhutaze akamukosora mu rukundo.
Kurera ni ikintu cy'ingenzi ku babyeyi kuko mu gutoza no guha uburere abana aribyo bibagira abo baribo, ababyeyi bagenda batandukana mu buryo barera kubera uko ubwabo bateye, uko nabo barezwe n'ibindi.Tubifurije kuba ababyeyi bashyira mu gaciro.

UKO WAKWITA K' UMWANA UNYARA KU BURIRI

Bamwe mu babyeyi bafite abana bakiri bato iyo muganiriye bakubwira ko abana babo banyara ku buriri rimwe na rimwe ugasanga bisa n'ibibateye ipfunwe. Hari n'abibwira ko umwana muto unyara ku buriri aba abikorera ingeso ku buryo hari n'ababyeyi badatinya kubatonganya no kubakubita.
Igitera abana kunyara ku buriri
Ubusanzwe kunyara ku buriri ku bana bakiri bato ni ibintu bisanzwe. Ubushakashatsi bugaragaza ko nibura abana bangana 10% barengeje imyaka itanu ushobora gusanga banyara ku buriri.
Akenshi biterwa n' uko imibiri yabo iba ikibura imisemburo ituma uruhago rukomera ku buryo rubasha kwihangana. Iyo misemburo izwi ku izina rya Vasopressine iyo ikiri mike, imiyoboro y'inkari n' uruhago ntibibasha gutangira inkari mu gihe bibaye ngombwa.
Hari n'igihe usanga bamwe mu bana bashobora kuba bagira iki kibazo bitewe n' imiterere karande y' umuryango. Ibi bikunze kubaho rimwe na rimwe iyo nk' umwe mu babyeyi be yaba yararekeye kunyara ku buriri atinze.

Uko wakwitwara mu gihe umwana wawe anyara ku buriri

Mu gihe umwana wawe ahuye n'iki kibazo nk' umubyeyi ntiwagombye guhangayika ngo utekereze ko ari ingeso cyangwa indwara. Ibi ni bimwe mu byo wakwirinda gukora :

Mu gihe umwana wawe anyara ku buriri si ngombwa kumubwira nabi kuko amaherezo biba bizarangira. Si byiza gutonganya umwana wawe igihe afite iki kibazo kuko ashobora kumva ko ari wenyine.

Kumuha akato si byiza kuko bishobora gutuma yiheba kandi akumva ko utamubyaye.

Hari bamwe mu bana usanga batinya kugira icyo banywa kugira ngo batanyara ku buriri . Nk'umubyeyi ni byiza kumvisha umwana ko bizakira kandi ntumubuze kuba yagira icyo anywa.

Ku mwana ufite iki kibazo ari mukuru bikunze kumutera ipfunwe haba mu bo bavukana cyangwa bagenzi be. Usanga nanone akenshi badashobora kugira aho bajya bitewe no gutinya ko banyara ku buriri nijoro baryamye. Nk'umubyeyi rero wakwirinda kumutererana.

Ubundi buryo wamufasha

Niba umwana anyara ku buriri byaba byiza utamwimye icyo kunywa ariko ukamuha icyo kunywa cyinshi ku manywa nijoro ukamugabaniriza ariko atari burundu,

Byaba byiza ugiye umwibutsa kujya kwihagarika mbere yo kuryama, wajya kumusezeraho ukabimwibutsa.

Ni byiza ko inzira anyura ajya kwihagarka iba ibona neza kugirango bitaza kumugora ashatse kwihagarika nijoro bimutunguye kandi ari mu mwijima.

Ni byiza kumushakira umwenda w' ijoro (pinjama) utamugora kuwufungura mu gihe agiye kwihagarika.

Niba bitamuteye ipfunwe wamuha "pot" yo kwihagarikamo nijoro wabona atabyishimiye ukamureka. Si byiza kubimutegeka.

Mu gihe umwana wawe ari hagati y'imyaka itanu n' itandatu afite icyo kibazo ariko kidahoraho biba bitanga icyizere ko bizashira keretse iyo biba buri munsi. Muri iki gihe ni ho ushobora kuba wakwitabaza muganga.

IBYO WATEKEREZAHO MBERE YO GUSHYIRA UMWANA MURI CRÈCHE/DAYCARE

Crèche ni ahantu abana bato birirwa kuva mu gitondo kugera saa sita cyangwa nimugoroba. Bashobora no kuhagera saa sita bagataha nimugoroba, kuhamara amasaha make byaba buri munsi cyangwa iminsi mike ; bituruka ku bushobozi ndetse n'ubushake bw'ababyeyi.

Mu Rwanda crèches zitangiye vuba, ntizimenyerewe ndetse zinavugwaho byinshi, Hari abumva ari iz'abakire, ari ukwikuraho umwana ukamwohereza ahandi hantu, hari abumva nta kamaro kazo ntacyo zifasha umwana kirenze icyo abona yiriranywe n'umukozi mu rugo aho amanyereye, hari abumva ari ukunaniza umwana ahubwo ajya gutara imico mibi, hari n'abumva ari byiza ariko bakumva ubushobozi butabibemerera n'ibindi byinshi…

Ubundi uburere nyabwo ni ubwo umwana ahabwa n'ababyeyi be, bakamuyobora mu nzira nziza no mu ndangagaciro nyazo. Ariko muri iki gihe kubera uko ubuzima bugenda buhenda, ababyeyi baba bose barize bakeneye gukoresha diplome zabo mu gushaka imibereho.Ibyo rero bishobora gutuma bibaza aho bazakura abakozi beza bazasigira abana babo baba bakiri bato.

Crèche mu by'ukuri ni igisubizo kuri byinshi mu bibazo umuntu yakwibaza bijyanye n'imibereho y'abakozi cyane cyane ababa bagomba kujya ku kazi ka buri munsi kandi bafite abana bato.

Crèche rero iza ifasha abana muri byinshi harimo kubigisha imibanire yabo hagati yabo, gukina, kwidagadura, kumenyera pots, kwiga kumenya uko yitwara no kumutegura gutangira ishuri.

Ibi ntabwo biba byoroshye kubigeraho ku mwana wiriranwa n'umukozi mu rugo. Ndetse n'uwiriranwa n'umubyeyi amujyanyeyo rimwe na rimwe biba byiza.

Ibyiciro bya za Creche

Creche ziri ubwoko bwinshi zatandukana ukurikije ibyo umwana akorerwa ndetse, aho iherereye n'amafaranga yishyurwa, hari iziba mu rwego rwo hejuru, hari iziciriritse ndetse n'iziri mu rwego rworoheje. Kugira ngo uhitemo rero wakwibaza ibi bikuririkira :

Ese iyo crèche nyifitiye icyizere gihagije ku bubasha bagira ku mwana wanjye(Imyemerere, imibanire) ?Mbese nemeye ko bambera aho ntari nk'umubyeyi nta mutima unsimbuka ?

Ese umwana wanjye agize ikibazo cyangwa impanuka yavuzwa byoroshye ?

Abo nsigiye umwana bameze bate ? Bamufitiye urukundo n'urugwiro ?

Isuku yaho yifashe ite ?

Imirirere iteye ite ?

Umwuka waho umeze ute ? Umwana ntibimugora kumenyerana n'abandi ?

Bishobotse waganira n'umuyobozi wa crèche(nyirayo)ukumva icyerekezo cye mu kurera abana.

Hari n'ibindi bibazo umuntu yakwibaza ariko ibyo ni iby'ingenzi byagufasha guhitamo crèche ujyanamo umwana. Crèche rero ni nziza ariko ntabwo isimbura uruhare rw'ababyeyi mu kurera abana. Ni byiza rero ko mu gihe umwana atari muri crèche yaba ari mu maboko y'ababyeyi byaba ngombwa ugahagarika umukozi wo mu rugo aho kugirango umwana ajye ava muri crèche yakirwa n'umukozi wo mu rugo.

UKO WAGABANYA UMUBYIBUHO UKABIJE KU MWANA.

Muri iyi minsi hasigaye hagaragara abana benshi bafite umubyibuho ukabije. Mu gihe rero ubonye umwana wawe atangiye kugira umubyibuho urenze imyaka ye, akenshi biba bitewe n'ibiribwa, ibinyobwa umugaburira bitari byiza ndetse no kudakina bihagije.

Nk'umubyeyi rero ntiwaterera iyo ngo wumve ko ari byiza ko umwana abyibuha dore ko hari ababyeyi bakunda abana bakunze kwita ba "Kibonke".Hari ubwo birenga urugero bikagira ingaruka mbi ku mwana harimo n'indwara nka Diabet,umuvuduko w'amaraso n'izindi.

Hari iby'ingenzi wakorera umwana udategereje kuzakoresha amafaranga menshi umushakira abaganga cyangwa abamukoresha sport ubanje kubishyura.

Dufate urugero rw'umwana ufite imyaka 3-10 mu byo wakora harimo :

Kumenyereza umwana gukora sport mu buryo bumworoheye kandi mu gihe gihoraho

Kumumenyereza kunywa amazi meza

Kwirinda kumuha ibiryo byinshi mu gihe gito, (kumugaburira buri kanya)

Kugabanya ibinyamavuta mu ifunguro ry'umwana. urugero : mayonnaise, avocat nyinshi, inyama za buri gihe zikaranze n'ibindi

Kumuha imbuto ku rugero kuko nazo si byiza kuzirya buri kanya, wazimuha mbereho gato ya buri funguro kugira ngo byoroshye igogora.

Kugabanya isukali mu cyayi,mu gikoma no mu mata.

Kumurinda kuryama cyane cyangwa kureba televiziyo umwanya munini

Kumutoza kugenda n'amaguru aho bishoboka

Mu gihe umwana agusaba ikintu kandi ubona ko atari cyiza ku mubiri we musobanurire ibibi byacyo maze umuhe ikigisimbura, umwana ntakwiye kuririra kurigata isukali ngo umwemerere, ntakwiye kandi kwanga kunywa amazi ngo arashaka Fanta gusa , icyayi gusa ngo umwihorere, gira umwanya wo kumubwira ibyiza n'ibibi ku mubiri we.

Niba udahorana n'umwana ibyo banza kubitoza umurera. Ndetse niba arira ku ishuri umenye ibyo bagaburira abana.

Mu gushaka gufasha umwana ubyibushye ariko wirinde kumushyira kuri za "regime" zikunze gukorwa n'abantu bakuru. Kumuha indyo yuzuye no kumufasha gukina birahagije.

IBINTU 12 BIFASHA ABABYEYI KURERA NEZA -

Ababyeyi benshi usanga bahangayikishijwe n'ahazaza h'abana babo ndetse bakibaza uburyo bakoresha ngo babarere neza. Ni muri urwo rwego twegereye Mary inzobere mu kurera akatubwira inshingano umubyeyi agomba kuzuza ngo arera neza umwana we nkuko bigaragara muri Bibiliya Gutegeka Kwa kabiri 6 : 5-18

1. Gukundisha uwiteka umutima wawe : gukunda Uwiteka by'ukuri byomora ibikomere ababyeyi baba barahuye nabyo bishobora gutuma barera umwana wawe nabi. Iyo ibikomere bidakize usanga hari ababyeyi bashobora gushyira igitsure cyinshi ku bana cyangwa bakabatererana bitewe nuko nawe yabikorewe akiri muto.

2. Kugira ijambo ry'Imana mu mutima wawe : iyo ijambo ry'Imana ari inkingi y'umutima wawe rigusobanurira uburyo bwiza wareramo umwana wawe.

3. Kwigisha abana amategeko y'Imana : ukimara kumenya ko wasamye ishimire uwo mwana, nawe azatangira kumva ko akumzwe kandi yari akenewe. Hanyuma utangire ujye umuganiriza umubwira icyo Imana ivuga ku bantu bayo, umwaturireho umugisha, uzanabikomeze amaze kuvuka n'uko agenda akura. Ibyo umubwira ntago uba umubwira amategeko yawe ahubwo aba ari amategeko y'Imana.

4. Kuvuga inzira z'Imana mu buryo bukwiye : ni byiza kwigisha abana ko Imana iduha ibyo dukeneye ariko ukabimubwira mu buryo bunoze ku buryo utayobya umwana, akabisobanukirwa mu buzima bwa buri munsi bitari ibyo yiga mu rusengero gusa.

5. Kwandika amategeko y'imana ku mutima : tugomba kwitondera ubutumwa bugaragara bw'aba ubwanditse nko ku myenda ku bikomo twambara kuko ibyo byose bigira uruhare mu kurera.

6. Kwandika amagambo y'Imana : Singombwa kubyandika gusa, ushobora kubamenyereza kureba amafilm y'Imana, gukoresha internet basoma bibliya, ndetse n'ibindi bibafasha gukomeza amategeko y'Imana. ushobora no kugira amagambo yandtse umanika mu nzu ahantu hatandukanye

7. Kwigisha abana kwibuka Imana bihe by'bukire : mu gihe mufite umutungo n'amahirwe ni byiza kumenyereza abana gutanga bakamenya ko hari n'abandi b'abakene baba badafite ibyo bo bita ko byoroheje.

8. Kubatoza gukorera Imana : umurimo w'Imana si ukuba pasiteri cyangwa protocole mu rusengero gusa ahubwo ibikorwa byose by'urukundo no gufasha abandi nabyo ni umurimo w'Imana.

9. Kubamenyereza kwanga ibigirwamana : iyo ubona umwana wawe hari ibyamutwaye umutima yaba ibyo abona kuri televiziyo, ibikinisho, amamodoka y'ababyeyi b'incuti ze n'ibindi birangaza, ni byiza kumwegera ukamwereka ingaruka zirimo ukamufasha kudatwarwa nabyo.

10. Kubigisha kutagerageza Imana ; abana bagomba kwigishwa ko tutagomba gusezeranya Imana ngo tuzakora ibyiza ari uko idukoreye Ibyiza gusa. Bakumva ko ari ibintu bagomba guhora bakora.

11. Kubwira abana amateka yacu twanyuzemo n'ubuhamya : kubwira umwana ibyiza Imana yagukoreye n'ibyo yagusabye gukora kandi bigoye byose n'uko yabafashije kubinyuramo birema umwana.

12. Nk'umubyeyi ugomba gukora Ibyo Imana ikunda, ukabera urugero abana.

Muri rusange ibyo ugomba gukora bikubiye mu gusoma no gushyira mu bikorwa Ijambo ry'Imana no kubitoza urubyaro rwawe. Niba wumva ukeneye ibyagufasha rero ngo urere neza, tinda mu gusoma Ijambo ry'Imana muri Bibiliya.

IBINTU BINE BITUMA UMWANA AKURA NEZA

Kugira ngo umwana abeho,avuke ndetse akure neza hari ibintu byinshi aba akeneye.Uyu munsi reka turebe ibintu bine mu bituma umwana akura neza .

1.kumva akenewe kandi akunzwe.

Umwana iyo yumva ko afite agaciro mu muryango we,yishimiwe kandi akunzwe bituma agubwa neza muri we bikamufasha gukura neza.

2.Kumva ashyigikiwe mu byo agerageza gukora.

Umwana burya aba afite ibintu byinshi atekereza, ashaka kwigana abakuru, intego aba yihaye mu bintu bitandukanye akora. Niba afashe gahunda yo kwandurura nk'ikirahuri,aho kuvuza induru ko ari bukimene ahubwo wamushimira akumva ko ubushake afite bwahawe agaciro

3.Kuba ahantu hatekanye, hari umunezero n'ubwisanzure.

Umwana rwose akura neza iyo abayeho adahagaritse umutima,abasha kuvuga no gukora ibyo atekereza nta guterwa ubwoba,guhahamurwa,kubona ibiteye ubwoba n'ibindi nk'ibyo.

4.Kurerwa n'ababyeyi bombi bifitiye icyizere cyo kuba ababyeyi kandi badatewe ubwoba no kuba abo bari bo.

Iyo umwana umurera uhuzagurika arabimenya kandi ntibimugwa neza.Ni byiza ko ababyeyi babyara bumva bishimiye kuba ababyeyi kandi umwe wese akuzuza inshingano ze.Ni byiza ko ababyeyi nubwo baba bashaka kwiteza imbere mu buryo butandukanye,bumva banyuzwe nabo bari bo. Icyo gihe umwana aba atuje kandi aguwe neza akanakura neza.

UKO ABABYEYI BAGOMBA KURINDA ABANA B'ABANGAVU MU MINSI MIKURU

Mu minsi mikuru usanga abana b'abakobwa bageze mu bwangavu bahura n'ibishuko byinshi bitandukanye bityo ugasanga ababyeyi batabaye maso bazasanga abana babo basoje iminsi mikuru nabi. Reka turebere hamwe iby'ingenzi umubyeyi yakibandaho kugirango umwana we azitware neza.

Kuganiriza abana mbere kugira ngo umenye icyo batekereza ku minsi mikuru : Ibi bituma umenya ubushake bwo kugenda bafite n'umwanya bibatwara bigatuma umenya ingamba wafata zo kubarinda.

Kumenya inshuti zabo za hafi bashobora gusura ku munsi mukuru : ibi bifasha umubyeyi kumenya inshuti z'umwana we kugira ngo amenye neza n'imico y'umwana we, niba ari umukobwa ukamenya abo bagendana n'aho bakunda kujya.

Kugeragezа gutaha kare mu gihe uvuye ku kazi cyangwa ahandi waba wagiye : Ibi bituma abana bazirikana ko bagomba kugera mu rugo kare kugira ngo utabatanga mu rugo.

Ibindi umubyeyi agomba gukora :
• Gutanga uruhushya rwo kuva mu rugo abana boe bakajya ahantu hamwe
• Kubaza abana impano bifuza gutanga n'abo bifuza kuziha
• Kumenya aho bashaka kujya n'abo bajyanye
• Kumenya impano bakiriye n'abazibahaye ndetse n'icyo bahuriye ho

Ibi byose bifasha ababyeyi kurinda ubusugire bw'uburere bw'abana babo, kandi bikabafasha gutambuka ibishuko byo mu minsi mikuru.

Inama ku bana b'abakobwa :

Si byiza gukunda impano uhawe n'umuntu wese cyane cyane uwo mudahuje igitsina, aha turavuga abasore n'abagabo.

Si byiza kujya ahantu utabivuze , bajye bamenyekanisha aho bagiye mbere yo kujya yo.

Ntugakundire umuntu wese ugusabye kumusura n'iyo yaba umukobwa mugenzi wawe, igihe ubona agirana agakungu n'ababsore cyangwa afite basaza be b'inkubaganyi.

Ikindi ku bana b'abakobwa bakwiye kugabanya kugendera mu bigare, kandi ntibakunde gusohoka cyane.

NI RYARI KANDI NI GUTE UMWANA AGABURIRWA AMAVUTA ?

Umwana kimwe n'umuntu mukuru aba akeneye amavuta mu mubiri we kuko agira akamaro ku bwonko bwe. Nyamara nkuko Anastasie ufite ubunararibonye mu mirire abivuga, hari igihe umwana aba yemerewe kurya amavuta ndetse akagira n'uburyo bwiza ayagaburirwamo.

Kuva umwana akivuka aba akeneye amavuta ariko ntiwahita uyamugaburira kuko amavuta akura mu mashereka aba ahagije kugeza agejeje ku mezi umunani.

Kuva ku mezi atandutu kugeza ku mezi umunani umwana aba yaratangiye gufata imfashabere, ariko kuko umwijima we uba utarashobora guhangana n'amavuta umutekera agakono ke katarimo amavuta ahubwo ugakomeza kumwonsa nkuko bikwiye kugirango akomeze abone amavuta aturuka mu mashereka.

Iyo umwana arengeje amezi umunani aba ashobora kugaburirwa amavuta. Gusa na none wirinda kumuha amavuta yacaniriwe ku ziko bityo bikaba byiza ugiye umuvangira akayiko kamwe k'umunsi k'amavuta mabisi mu biryo bye byaba potaje, purée, n'ibindi biryo byoroshye dore ko uba ugomba kumworohereza kuko aba atarabasha guhekenya ibiryo ngo binoge neza.

N'ubwo umwana aba yemerewe kurya ako kayiko k'amavuta kugeza ku mezi 18, uba ugomba kwitwararika mu gihe wamuhaye amafunguro yifitemo amavuta nk'ibihwagari, inzuzi, ubunyobwa, … ya mavuta wamwogereragamo ukayareka cyangwa se ukayagabanya.

Mu gihe umwana agejeje imyaka ibiri uramureka agasangira n'abandi ibiryo byose ariko ugakomeza kumuba hafi, mwaba mwatetse amavuta yigeze gutekeshwa cyangwa se yacaniriwe igihe kirekire mukaba muziko umwana atagomba kuyaryaho.

Ikindi, ababyeyi bagomba kwirinda kumenyereza abana kubaha amandazi ya buri gitondo bagiye ku ishuri kuko akenshi ayo mandazi aba yakozwe ku buryo budafite isuku cyangwa se bagacanira amavuta kugeza abaye umukara, abandi bakayatekera ku zuba kandi izuba ryica amavuta bikaba byagira ingaruka ku buzima cyane cyane ubw'abana.

Anastasie agira inama ababyeyi zo kurinda ubuzima bw'abana babo bimenyereza kubakorera amandazi, capati, crepe n'ibindi kugirango bagaburire abana babo ibintu bifite ubuziranenge. Mu gihe utabonye umwanya ushobora kumenyeraza umwana kumuha imbuto mu mwanya wo kumuha amandazi ya buri munsi.

IBYO WAKORA UTWITE UKAZABYARA UMWANA UHORANA UMUNEZERO

Umubyeyi atangira guha umwana uburere akiri mu nda kuko bimufasha kandi ugasanga umwana abikurana. Kugirango uzabyare umwana uhorana umunezero dore ibintu ugomba gukora mu gihe utwite.

Icyo wakora igihe ari wenyine ufite irungu :

Kuririmba : ni ikintu cy'ingenzi cyane ku buzima bw'umwana uri munda bimufasha kugubwa neza no gukura neza, abahanga mu by'umuziki bemeza ko ugira akamaro mu mikurire y'ibinyabuzima bitandukanye harimo n'umuntu. N'ubwo dushobora gutekereza ko umwana atabyumva ariko arabyumva kandi bikamugirira umumaro.

Gusoma : ni byiza ko umubyeyi utwite asoma, cyane cyane inkuru zishimishije, amateka meza, ibikorwa by'indashyikirwa , … Ibi byose bituma umwana akurana icyerekezo no gukunda ibyo wasomaga umutwite.

Ibyo yakora ari kumwe n'abandi

Siporo : ni ingenzi cyane ku mubyeyi utwite, uretse no kumufasha kubyara neza ifasha umubiri we gukumira indwara zimwe na zimwe zifata ababyeyi batwite, harimo iz'imitsi, kubyimba umubiri, guhumeka nabi, kunanirwa kugenda.

Urugero rwa sport wakora : kugenda n'amaguru umwanya munini, guhumeka uzamura umwuka wongera uwumanura ku rugero wumva ko unaniwe.

Kwishima : iyo ugaragaza ibyishimo igihe kinini biragufasha bigafasha n'uwo utwite, by'umwihariko bituma umwana akurana ineza no guhora anezerewe akenshi usanga umwana yumvikana n'abantu bose (sociable).

Kureba imikino : imikino, cyane cyane iy'abana nayo ifasha umwana uri munda, kuko uko ubireba ukabyishimira ndetse ukabikunda nawe niko bigenda, agakura akunda gukina.

Hari n'abavuga ko baganiriza abana igihe batwite inda igeze mu gihembwe cya 2. Umubyeyi witwa Isabelle yatubwiye ko yasobanukiwe n'iby'iza byo kuganiriza umwana atwite, yagiye abona r ingaruka nziza mu mico y'abana.

Isabelle yagize ati : " Mubwira ko mukumbuye, nkamusengera mu ijwi riranguruye nk'aho turi kumwe, nkamubwira ibintu byiza nzamukorera ni mubona, …"

IMITERERE Y'UMWANA USABANA N'UKO YITABWAHO

Nyuma yo kubabwira imiterere y'umwana ucecetse (melancolic n'uburyo ababyeyi bamufasha gukura neza adahutajwe, uyu munsi Muhimakazi Diane arababwira imiterere cyangwa imyitwarire y'umwana usabana (sanguin(e) ,ibimuranga n'uburyo yafashwa agakura neza adahutajwe.

Dore imwe mu myitwarire iranga abana basabana :

Kugira ubuntu : Ni umwana ukunda gutanga mbese aba afite impuwe ku buryo umubyeyi aba adakwiriye ku mukubita ngo kuki watanze ibi na biriya ahubwo akamwereka urugero azajya agarukirizaho mu gutanga.

Kutagira icyo bahisha : Kubera kwisanzura ku bantu bose usanga bavuga n'amabanga atari akwiriye kuvugwa nk'urugero ugasanga umwana arimo kuvuga icyabaye cyose kitari ngombwa. Icyo gihe niba mufite abashyitsi kandi umwana wanyu muziko ariko ateye ni byiza kumuganiriza mbere utamupfobya cyangwa ngo umutuke ahubwo ukamubwira uti abashyitsi nibaza uvuge bya bindi mwize ku ishurI, ku rusengero n'ahandi kuburyo ataza guceceka nkaho arwaye ahubwo akabaganiriza ibihwanye n'ikigero cye.

Gushamaduka : Usanga ari wa mwana uvugira aho ngaho ku buryo icyo abonye cyose akivuga, batanga ikigereranyo ko umunwa wabo winjira mbere yabo aho bagiye, mbese icyo abonye bwa mbere ataraninjira aba yamaze kukivuga.

Gukunda kubana n'abandi bana : Umwana usabana akunda kuba arikumwe n'abandi abawira ibyo bize, aho bagiye gusura mbese igihe cyose akaba afite ibyo abwira abandi bana. Umubyeyi wasobanukiwe n'imiterere y'umwana we aba asabwa kumuganiriza, akabwira n'umwarimu uko amufata ngo atazajya ahora asakuza agatsindwa. Icyo gihe umwarimu iyo abizi amwitaho akamubwira ati "mu ishuri ujye ukurikira ibindi tuzajya tubivuga dutashye",bitewe n'uburyo wabimubwiyemo umwana arabyumva kandi akabikurikiza.

Kwishima cyane : usanga ari umwana uhora anezerewe, ukunda urwenya, iminsi mikuru,wamukorera ikintu akishima cyane akajya agushima buri kanya buri kanya, Bakunda ubuzima buryoshye cyangwa se bworoshye n'ibindi. Bagereranwa kandi n'igiti cya Palmier kimera kuri plage abantu bakakiruhukiramo bishimye.

Nk'uko twabonye ko imiterere y'abana arinayo bakurana , abantu bose baruzuzanya sosiyete ikagira abayobora, abanyamahoro ndetse n'abashyushya rugamba tumaze kubona. Ubutaha tuzababwira abana batagira icyo bitaho bajya iyo bigiye.

INGARUKA ZO KWEMERERA ABANA BYOSE

Hari ababyeyi bemerera abana ibintu byose (permissive parent) . Bene aba babyeyi bajya gusa n'ababyeyi batagira icyo bitaho(careless parents) gusa icyo twabavugaho ni uko usanga bo bemerera abana ibyo ari byo byose byaba byiza cyangwa bibi.

Uyu munsi Muhimakazi Diane umubyeyi w'inararibonye mu gukurikirana abana aratubwira uko ibibaranga n'ingaruka ziba ku bana :

Nk'urugero umwana ashobora gukora ikosa aho kumuhana ugasanga umubyeyi ari kwisekera cyangwa agahora amubwira ngo ndaza kuguhana maze bikarangira gutyo.

Amwemerera ibintu bidashobotse : niba ari ukurira mu buriri cyangwa kudasasa ugasanga umubyeyi byose yarabyemeye mbese umwana icyo akoze cyose baracyacyira bakamwihorera nta menye ko ari kiza cyangwa ari kibi.

Ingaruka ku bana : Icyo gihe abana usanga bikorera ibyo bashatse kuko baba baramaze kubamenya , niho hahandi usanga umwana avuga ngo mama ntacyo antwara kuko iyo yavuze ngo arankubita ntabyo akora.Undi ati papa ndamuzi ntacyo antwara buri gihe ndabikora akanyihorera.

Ingaruka zibaho ni uko usanga umubyeyi icyo gihe ntacyo aba akimaze mu bijyanye no gutanga uburere ku mwana kuko inshingano ze ntacyo aba azikoraho.

Inama bagirwa

Biragoye gutanga inama kuri bene uyu mubyeyi dore ko hari ababa bumva ko ari uguteteshwa umwana cyangwa se ari ukumugaragariza urukundo .

Muri make bene aba babyeyi basabwa guhindura imirere yabo barebera ku yindi miryango ifite abana bahawe uburere nyabwo.Diane agira ati" bene abo babyeyi bafite amaso ,nabo bareba uko abandi barera n'ubwo babyirengangiza,ni byiza rero gukanguka bakabona ko bahemukira abana babo kuko uko ari nako bazarera abo bazabyara."

Na none ariko kubikosora ntibivuga ko bazatangira guhakanira abana mu byo babasabye byose. Bagomba kwirinda kugwa mu mutego w'ababyeyi bakaze cyane bakamenya gushyira mu gaciro barera abana.

IBINTU BYATUMA ABANA BAKUNDA UMWANYA WO GUSENGANA NK'UMURYANGO

Kwigisha abana gusenga ni imwe mu nshingano y'ababyeyi. Hari benshi rero batabikora cyangwa babigerageza bikabananira aho ababyeyi baba babona abana batabishaka bahitamo ibindi nko gukina cyangwa kureba televiziyo. Ibi rero ni bimwe mu byo wakora kugirango wigishe abana ibyerekeranye n'Imana, kandi nabo babyishimire utabashyizeho igitutu.

1. Kuramya no guhimbaza

 Bibiliya iha agaciro kanini guhimbaza Imana. Kuririmba amashimwe y'Imana, bizazana amahoro mu rugo rwawe, bikuraho kunegurana, kwihugiraho no kwirebaho. Ndetse na stress iragenda iyo muhimbaza Imana nzima. muri byo abana baziga imiterere y'Imana uko uririmba urukundo rwayo, ubuntu, ineza, kwizerwa kwayo. Imana nayo irabyishimira.

Abana bakunda kuririmba no gukoma amashyi no kubyina, bakunda guhimba uko bahimbaza Imana ndetse n'umwana muto cyane, afite icyo yazana muri uwo mwanya. wigishe abana kuririmba indirimbo zishingiye kuri Bibiliya.

2. Gufata mu mutwe Ijambo ry'Imana.

 Mu gihe cyo gusenga kandi reka Bibiliya ibe nzima ku bana bawe, ntusome ibirenze ibyo bakumva, ukoreshe amagambo bumva, reka kandi nabo bagire igihe aribo basoma bibiliya

Wibuke ko mu bwana ariho umuntu afata vuba kandi aba ashaka kwiga, ni igihe cyiza cyo gusoma no gufata mu mutwe bibiliya. Buri cyumweru gira ijambo riba ryanditse, uryomeke ahantu, kandi muryigire hamwe.

Hari igihe abana baba bafite ibyifuzo bitandukanye, reka mubirebere hamwe mu Ijambo ry'Imana.

3. Gusenga :

 Mushyiremo uburyo bwose bwo gusenga mu muryango :

Kuramya : biba mu mwanya wo kuramya no guhimbaza

 kwatura ibyaha : uko twaturirana ibyaha niko turushaho kwegerana mu kumenya Imbabazi z'imana.

gushima : reka abana bavuge ibyo bashima Imana.

Gusabirana : gusengera abandi ni ibyingenzi cyane mu muryango. Muvugane n'abana abo musengera buri gihe (inshuti, abo mukunda, abavugabutumwa,..) mwibuke kandi no gusengera ubuyobozi bw'igihugu, ibihugu, abatazi Imana, n'abakene.

Ibyifuzo byihariye : Imana Data iba ishaka kumenya ibyifuzo byacu nk'umuryango . uko mubivuga bituma umuryango uba hamwe. Ibi bihe byo gusenga bizajya bitanga mu minsi izaza kwibuka ibihe byiza mwagiranye nk'umuryango mu gihe mwabwiraga Imana ibyo mukeneneye.

Wirinde guhora ukora ibintu kimwe, reka abana bumve ko umwanya wo gusenga nk'umuryango ari igihe cyiza. Usabe Imana uburyo wajya uhindura bimwe na bimwe, n'uburyo wigisha ijambo ry'Imana. Umenye ibyahindutse mu muryango nawe uhindure, wibuke kandi ko abana bato batabasha kwihangana umwanya munini, rero uyu mwanya ugoba kuba mugufi iyo bakiri bato.

Usibye rero uyu mwanya wo gusengana nk'umuryango hajya habaho undi mwanya utuje hamwe n'abana aho wabigisha ukuri ko mu Ijambo ry'Imana. Ibihe mwahuye n'ikibazo gikomeye nabwo ni igihe cyo guhura mugasengana nk'umuryango niba mwarabyitoje. Ahandi umuryango uzahurira ku ijambo ry'imana ni igihe umwe mu muryango avuye mu rugo, umuturanyi afite ikibazo, cyangwa hari ikindi cyihutirwa hakenewe kuyoborwa n' Imana Hamwe umuryango uziga ko nta kintu cyabatandukanya n'urukundo rw'Imana. Abaroma : 38-39

IBYO WAKORA NGO UMWANA AGIRE URUHU RWIZA

Hari ababyeyi bapfa kugurira abana amavuta babonye nyuma bagatungurwa no kubona umwana yangirika uruhu. Hari rero amavuta ajyana n' uruhu rw'umwana kuva akivuka ndetse n'ibyo wakirinda mu rwego rwo kurinda uruhu rw'umwana.

Bumwe mu bwoko bw'amavuta meza ku mwana

Amavuta meza ku ruhu rw'abana agomba kuba aturuka ku bihingwa kandi akoze mu bintu karemano (naturel)bitavangiwe.

Amavuta nkayo ajyanye n'uruhu rw'abana aba afiteho icyapa cya ECOCERT, NATUREL&PROGRES na BDIH bikaba ari bimwe mu birango by'ibigo byemeza ko ayo mavuta agizwe n'ibintu biri naturel(bio). Zimwe mu ngero z'amavuta meza ku bana ari ku isoko no muri pharamcie ni : Mustela, Johnsons na Sebamed

Ibyo wakora ngo utangiza uruhu rw'umwana

kumufubika : Uruhu rw'umwana ukivuka ruba rworoshye cyane kuburyo rusaba umwaka kugirango rube rwabasha kwirinda no kwirwanaho ubwarwo, akenshi iyo uruhu rw'umwana rutari rwatangira kwirwanaho ngo rwirinde za bacteries zivuye hanze uzasanga ruhumura neza..

Kogesha umwana amazi gusa mu mutwe : Igihe umwana nta musatsi cg afite mucye ni byiza kureka gukoresha shampon,ugakoresha amazi gusa

Mu gihe cy'ubukonje siga umwana amavuta afashe : Iyo usize umwana amavuta yoroshye bituma uruhu rwe rwumirana ndetse imbeho ikinjira mu ruhu rwe ku buryo bworoshye, biba byiza rcro iyo umusize amavuta afashe nka huile cyangwa creme mu mbeho ndetse ukanayamusiga ahantu ubona hakunze kumirana .

Kudakorera umwana isuku irenze ibisabwa : iyo wuhagira umwana cyane, uruhu rwe rugenda rwumirana ; bivuga ko umwana ukiri uruhinja cyane ngo atangire kwiyanduza biba byiza kumwoza rimwe cyangwa kabiri mu cyumweru indi minsi ukamuhanagura. (Mu maso,ijosi, ikibuno, intoki no mu kwaha).

Kwirinda gushyira umwana ku zuba : Abana bato cyane(impinja) baba bakeneye umwuka mwiza ariko birabujijwe kumushyira ku zuba kandi ntago byemewe kumusiga amavuta arwanya izuba,ahubwo umwambika imyenda ihisha amaguru,amaboko,umutwe cyangwa ukamushyira mu gacucu.

IBINTU 7 BYAFASHA UMUBYEYI UGIRA AKAZI KENSHI KWITA KU BANA.

Muri iki gihe aho ababyeyi bahugiye gushaka imibereho, usanga mu miryango myinshi ababyeyi batagira umwanya uhagije wo kwita ku bana ubwabo,. Ibi rero bigira ingaruka ku bana kuko baba bakeneye kubonana n'ababyeyi babo bombi kugirango bakure bameze neza bumva bakunzwe kandi bashyigikiwe.

Nk'uko twabigejejweho n'umwe mu bakora ibijyanye no kurera abana bato Diane Muhimakazi, ababyeyi bagira akazi kenshi baba bagomba no kumenya ko abana babakeneye cyane ntibabatererane.

Dore rero ibikorwa bimwe ababyeyi bakorana n'abana babo bitangije akazi kabo kandi n'umwana akababona.

1. Kuganira : byibura buri munsi wagombye kugira umwanya uganira n'abana , ukumva ibintu biri mu mwana, ibyamubabaje, ibyamushimishije. Abana bato batazi kuvuga bo baba bakeneye guterurwa, bakakurira, bagakurura imisatsi yawe, bakakuryamaho , ukabavugisha, ukabaririmbira n'ibindi.

2. Kugendana n'umwana : Ni byiza ko umubyeyi ajyana umwana muri gahunda zitandukanye zitabangamira umwana nko gusura incuti, guhemba ababyaye, mu bukwe, mu muganda, mu rusengero, mu isoko, muri restaurant, n'ahandi hashoboka. Ibi rero bifasha umwana kuba hafi y'umubyeyi , gukura akunda abantu, ibyo kandi bimufasha no kumenya uko yitwara ahandi hatari iwabo. Irinde kujyana umukozi mu gihe wajyanye n'umwana kuko aba akeneye kuba hamwe na we.

3. Gukina n'umwana : ni ukuvuga kujya mu mikino y'umwana, ukambara nka we ukareka akaba ari we uyiyobora, ugakora ibyo agusabye, ukemera kwiyanduza nka we, nubwo bakora amakosa ukabareka ntubahe amabwiriza. Ibi bibafasha gufungura imitima yabo bakakubwira ibibarimo.

4. Kumufasha imyitozo yo mu rugo (homework) : Umwana kandi wa mufasha igihe ari gukora imyitozo aba yavanye ku ishuri , ukamuganiriza ibijyanye n'ibyo yiga ukumva ibyo akunda nawe bikagufasha kumenya uko wamuyobora mu byo azakora (professional orientation).

5. Kumutwara ku ishuri cyangwa kumugeza kuri bus : muri iki gihe muboneraho kuganira iby'ishuri, ndetse n'ibindi by'ubuzima busanzwe.

6. Kwiyogereza umwana : ibi ni byiza kuko uba ukora ku mwana, ndetse unaboneraho kureba nib a nta hantu hafite ikibazo ku mubiri. Nubwo utamwoza buri munsi ariko byibura muri week end wamwoza, ukamucira inzara, ukamwogosha cyangwa ukamutwara muri salon.

7. Kujyana umwana ku kazi muri weekend : mu gihe bibaye ngombwa gukora muri week end ushobora kujyana n'umwana bitewe n'akazi ukora kandi bitabangamiye umwana cyangwa ngo habe hari icyo yakwangiza ku kazi ushobora kumutwara ukamutwarira n'ibikinisho bye akaba ari iruhande rwawe mu gihe uri gukora,

8. Ibindi : Kumuryamisha, kumusasira, gutunganya imyenda ye muri hamwe akajya akubwira iyo akunda niyo yanga n'iyo inshuti ze zambara, kumugaburira ukamenya ibyo yariye.

Izi ni ingero zimwe ariko buri wese ashobora kugira izindi bitewe n'ubuzima abayeho ndetse n'imyaka abana bafite . Ni byiza kuzirikana ko iminsi y'ubuto bw'umwana wawe itazagaruka kandi ko aricyo gihe cyiza cyo kumubibamo ibyo ushaka kuzamubonamo nakura.

IMWE MU MYITWARIRE MIBI Y'ABANA ITERWA N'AMAKOSA Y'ABABYEYI

Imyitwarire y'ababyeyi niyo iha abana icyerekezo kizima cy'ubuzima kuko akenshi ibikomere abantu bagira mu bwana bibagiraho ingaruka bakuze, bikabatera ingaruka mbi mu imibanire yabo no mu muryango mugari.

Bamwe bahitamo kudashaka : hari abana bamwe bahitamo kudashaka bitewe nuko baba batarabonye ibyiza byo gushinga ingo aho baba barakuriye mu miryango irangwa n'amakimbirane bigatuma batinya kubaka batinya ko ibyo babonye mu miryango bavukamo byazababaho.

Abandi bahitamo kubyarira iwabo ntibashake : hari abahitamo kubyara bakazarera umwana ariko ukaba utababwira ibyo kubaka ingo

Kubana nabo bahuje ibitsina : kubera imibanire mibi babonana abagore n'abagabo, bamwe usanga batinya kuba bagira undi muntu w'incuti badahuje igitsina bikabaviramo kubana n'abo bahuje igitsina.

Gushaka imburagihe : bamwe mu bana bakurira mu miryango irangwa n'ubwumvikane buke hari ubwo bashaka batagejeje igihe kugirango bahunge amahane cyangwa ubukene babona mu miryango yabo.

Abajyanwa n'agahato k'umuco ngo batazasekwa ngo ntibashatse : hari abashaka ariko badakunze urugo ahubwo babitewe no gutinya ko bazabaseka ngo ntibashatse kandi bisa n'ikizira mu muco

Abajyanwa n'irari ry'ibintu ndetse n'ibyubahiro : bamwe bashaka kwigobotora ubukene bavukiyemo bakajyenda bakurikiye ibintu n'icyubahiro ariko nta rukundo.

Izi ngo zubakiye kuri ibi byavuzwe haruguru usanga zidakomeye ahanini bidatewe n'abana ahubwo bituruka mu miryango baba barakuriyemo ndetse n'ihungabana batewe n'imibanire y'ababyeyi babo.

Byanditse hifashishijwe imfashanyigisho " Noza Imibanire yawe n'uwo mwashakanye" yateguwe na MIGEPROF

IMITERERE Y'ABANA B'ABANYAMAHORO N'UKO BITABWAHO -

Abana b'abanyamahoro bakunze kandi no kwitwa abadipolomate kuko buri gihe usanga bashakisha icyazana amahoro aho bari ndetse no kubo bari kumwe.

Muhimakazi Diane arerekana imiterere cyangwa imyitwarire y'umwana w'umunyamahoro (phlegmatic),ibimuranga n'uburyo yafashwa agakura neza.

Bimwe mu bibaranga abana b'abanyamahoro

Ni abanyamahoro : Aba bana bakunze kwitwa abanyamahoro cyangwa abadipolomate, nta rusaku bagira nta kibazo bagaragaza usanga ibintu bitamukomerekeje uko byaba biri kose mbese nta kibazo bagaragaza.

Bakunze gukundwa : Kubera ko aba bana bakunze korohereza akazi ababyeyi ndetse n'abakozi usanga bakundwa cyane kuko icyo umubwiye nicyo akora.Iyo umubwiye uti nzakugurira imodoka ntavuga ngo uzangurire iki n'iki ahubwo icyo wowe ushaka nicyo ukora.

Nta rusaku bagira : Ibintu byabo babikora batuje kandi bafite umutima mwiza nta sura igaragaza .Nk'iyo uyu mwana abyutse usanga atarira ngo agaragaze ko ashaka kwitabwaho nk'abandi bana barira cyangwa bagaseka ngo umubyeyi ageze abiteho.Umubyeyi niwe umenya icyo umwana akeneye kandi akagikora hakiri kare kugira ngo ataza kumufasha yahangayitse cyangwa yihebye.

Icyo umubwiye nicyo akora : Uko mwabipanze niko abigendamo kubera ko aba bana ari abanyamahoro usanga n'icyo ushobora ku mubwira atagikunze adashobora kukirwanya nk'ababa ndi twabonye bitwara kiyobozi.Usanga bavuga bati ubwo aribyo bashaka ko nkora reka mbikore ntiteranya. Icyo gihe umufasha kujya umuhitishamo kugira ngo wenda wumve icyo aribuhitemo mbese akabigiramo uruhare.

Guhuza abantu (reconciliation) : N'ubwo aba ari abana bato ariko usanga bifitemo guhuza abantu, nk'urugero wenda abana batangira kurwana ugasanga undi mwana aje kubakiza ,akababwira ati "sha mwaretse kurwana , waretse kumukubita ,ngaho musabane imbababazi" .Usanga uwo mwana aba ashaka amahoro aho ari hose kandi ari umwana.

Ababyeyi cyangwa abandi bantu bose bita ku bana basabwa kumenya imico yabo ndetse n'uburyo bwo kubafasha neza kuko nk'abana batagaragaza icyo banze cyangwa icyo bakunze bahohoterwa bikabije.

Haba ku bana bagumana amarangamutima yabo imbere ntibabigaragaze (introverti) cyangwa ku bana bagaragaza icyo banze n'icyo bakunze (extroverti) bose bafashwa gukura neza kuko hari igihe wenda bashaka kurengera mu byo bakora cyangwa bakabangamirwa n'ababarera.

Imiterere cyangwa imyitwarire y'umuntu ukuze iba ifite inkomoko mu bwana bwe, aba ari wawundi wari ufite imyaka ibiri ndetse n'itatu. niyo mpamvu rero ababyeyi bakwiriye kumenya imyitwarire cyangwa se imiterere y'abana babo kugira ngo barusheho kubafasha mu mikurire yabo batababahutaza.

WAMENYA UTE NIBA UMWANA WAWE AKORESHA INDYO CYANGWA IMOSO

Akenshi abana iyo bakiri bato bakunze gukoresha impande zose mu byo bakora ku buryo bigora kumenya niba azakoresha indyo cyangwa imoso. Dore ibintu bine byagufasha kumenya uruhande umwana wawe akoresha :

1.Ese iyo agiye gukora ikintu gisaba ko yitonda nko gushushanya, nko guhagarara ku kaguru kamwe atanyeganyega akoresha uruhe ruhande ?

2.Iyo utereye umwana wawe umupira awugusubiza akoresheje akahe kaguru ?

3.Nkiyo umubwiye kumva uburyo isaha inshinge zayo zivuga agashyira ku gutwi akoresha ukuhe gutwi ? ni ukuhe gutwi kumworohera kumva ibintu bidasakuza cyane bimusaba gushira hafi cyane y'ugutwi ?

4.Ushobora gufata urupapapuro ugasiga akanya gato ko kureberamo ukaruha umwana ngo agire icyo areberamo.Ese ashira ku jisho ryo ku ruhe ruhande ?

Hari abandikisha imoso ariko ibindi byose agakoresha indyo,hari n'abakora ibintu byose iburyo cyangwa byose ibumoso.

Akenshi iyo umwana akoresha indyo ntabwo bamwibazaho kuko mu isi igice kinini gikoresha indyo.Ariko binabayeho ko usanze umwana wawe akoresha imoso,ntibikwiye kuguhagarika umutima no kumukubita nkuko byahoze kera. Bivuze ko ari ko ameze kandi nta mbogamizi biteye. Igice cy'iburyo cy'ubwonko bwe ni cyo kiba kiyobora umubiri we,kugeragiza kubihindura ni byo bimuvangira kuko aba atari ko ateye.

IBYO WAKORA NGO UMWANA W'INGIMBI AKWISANZUREHO

Abana bageze mu kigero cy'ubugimbi n'ubwangavu usanga akenshi baba badashaka ko ababyeyi babo babaganiriza kandi aribwo baba bakeneye inama nyinshi.
Mu gihe ubona ko umwana wawe atagishaka ko muganira dore uko wabyitwaramo:
Aho kugirango uhatire umuhungu wawe cyangwa umukobwa wawe kumarana nawe igihe kirekire muganirira, ujye ushaka uburyo bwo kuganira na we mu buryo bufatiweho.
Bishobora kuba ngombwa ko urushaho gushyiraho umwete kugira ngo mukorere ibintu hamwe. Mushobora kujyana gutembera cyangwa mukajyana mu modoka, mugakinira hamwe, cyangwa se mugakorana imirimo imwe n'imwe yo mu rugo. Ibyo bishobora gutuma bumva bisanzuye maze bakaba bavuga icyo batekereza.
Byagenda bite se umwana wawe akomeje kwanga ko muganira?
Icyo gihe wageragiza ubundi buryo. Urugero: aho kugira ngo ubaze umukobwa wawe cyangwa umuhungu wawe uko yiriwe, ushobora kumubwira uko wowe wiriwe. Ibyo bishobora gutuma na we akubwira uko yiriwe.
Kugira ngo umenye icyo atekereza ku ngingo runaka, mubaze ibibazo nk'ibi bikurikira: "ese hari abo wigeze ubona bakora iki kintu?," aho kumubaza uti "ese wigeze ukora iki kintu?" Ushobora kumubaza icyo incuti ze zitekereza kuri icyo kintu, hanyuma ukamubaza inama yaziha.
Ni iki wakora ngo abana bawe bakwishyikireho?
Mu gihe ubona ko abana bawe batakikwishyikiraho, ukora ibirenze kubwira umwana wawe amagambo nk'aya ngo "ushobora kuza igihe icyo ari cyo cyose tukaganira." Abana bawe b'ingimbi n'abangavu bakeneye kumva ko uha uburemere ibibazo byabo kandi ntubereke ko ubarakariye.
Mu gihe uri kubaganiriza ku byo kurambagizanya wabikora ute?
Abana bari mu kigero cy'ubugimbi n'ubwangavu akenshi baba batangiye kugira inshuti z'abandi bana badahuje igitsina. Mu gihe uri kuganiriza abana bawe kuri iyi ngingo itoroshye ugomba kwirinda kubaha imiburo myinshi irimo kubabwira ibibi byo gukundana gusa , ahubwo wababwira uko babyitwaramo kandi bikazagira ingaruka nziza.

Byakuwe mu gitabo Umunara w'Umurinzi (Nzeli, 2014)

UBURYO WARERA ABANA BAKABA INTANGARUGERO

Ababyeyi benshi baba bifuza ko abana babo baba intangarugero mu buzima bwa buri munsi kandi koko nibyo, ni ikintu kiza cyo kwifuriza abagukomokaho.Gusa mu buryo bufatika, abana batozwa kubigeraho mu buryo butandukanye ku buryo bamwe babigeraho abandi ntibagereho. Imwe mu mpamvu ikomeye bitandukana ni uko ababyeyi bamwe bakora ibyo bavuga abandi bakabivuga gusa.

Abana buriya bazi kwitegereza cyane kurenza uko abantu bakuru babitekereza.nubwo bashobora gukora imyanzuro itari yo ku byo babonye ariko nta kintu kibacika yaba mu rugo, kw'ishuri n'ahandi. hari n'abagaragara nkaho ntacyo bitayeho cyangwa barangaye ariko baba bitegereza. Ikimenyimenyi ni uko ujya kubona ukabona arasubiramo ibyo iwabo bakora, mwarimu, abarezi babo, ibyo kuri televiziyo n'ibindi.Niba ushaka kurera abana bawe neza rero,uyu munsi ndagukangurira kugabanya amagambo ahubwo ugakora

Aha nk'ingero zifatika umuntu yatanga n'izi zikurikira :

biroroshye ko umwana ugwa hasi akabyutswa agahozwa, nawe agira impuhwe akabikorera abandi kurusha uwo bihorera,

biroroshye ko umwana uhutazwa agasabwa imbabazi nawe akurana umutima usaba imbabazi kuruta ko yirirwa abwirwa ngo "ariko wagiye usaba imbabazi",

biroroshye ko umwana ababyeyi basezera, bakamubwira aho bagiye mbese basa nk'abamusaba uruhushya bazakura basaba uruhushya igihe bagiye, kurusha abatagira umwanya wo kuganirizwa n'ababyeyi babo.

Niba ushaka ko abana bawe bavugana ikinyabupfura bavugishe uko ushaka ko bavuga.niba udashaka ko batukana,ntukabatuke cyangwa ubarinde ababatuka.

niba ushaka ko bandurura aho baririye,andurura nawe.

kubwira umwana ngo ni umunebwe kandi nawe ugera mu rugo ugatanga amabwiriza wicaye imbere ya televiziyo ntacyo bimwigisha.

Kumukubita ko yabeshye kandi ujya umubwira ngo abwire abantu ko udahari kandi uhari uba wikoza ubusa.

Ibyo baboba bibasigaramo kurusha ibyo babwirwa.Mbese umwana aba areba kurusha ndetse uko abantu babitekereza kandi imyitwarire n'imikorere by'abo yirirwana nabo nibyo bimugira uwo ari we kurusha ibyo abwirwa. Hari n'igihe rwose ashyirwaho igitsure akaba yakubahiriza ibyo abwirwa kubera ubwoba kurusha uko bimurimo. Aha rero iyo yigobotoye icyo gitsure akora ibintu byose uko abyumva.

Twarangiza tuvuga ko koko iyo imvugo atari ingiro, bitanga umusaruro muke mu burezi bw'abana.Dukwiye kwitondera imikorere n'imyitwarire yacu kugirango abo turera tubahe urugero rwiza. Kora icyo wifuza ko bana bawe bakora kandi amagambo yawe ntagahabane n'ibikorwa.

IBIRANGA UMWANA WITWARA KIYOBOZI N'UBURYO YARERWA

Imiterere cyangwa imyitwarire y'umuntu ukuze iba ifite inkomoko mu bwana bwe, aba ari wa wundi wari ufite imyaka ibiri ndetse n'itatu ariko akaba yarakuze niyo mpamvu rero ababyeyi bakwiriye kumenya imyitwarire cyangwa se imiterere y'abana babo kugira ngo barusheho kubafasha mu mikurire yabo batababutaza.Abana bagaragaza imyitwarire itandukanye ndetse n'imiterere itandukanye, iri mu byiciro bitanu nk'iy'abantu bakuru.

Uyu munsi Madamu Diane Muhimakazi ufite ubunararibonye mu kumenya imico y'abana n'imiterere yabo aratubwira bimwe mu biranga abana bifitemo ubuyobozi cyangwa se bitwara nk'abayobozi mu mico ndetse n'ibikorwa byabo (choleric).

Bimwe mu biranga abana bitwara nk'abayobozi (coleric)

Gukunda kuba ahari abandi bana : Umwana wifitemo kuyobora akunda kuba ahari abandi bana kugira ngo we aze kubabwira ibyo bakora nk'imikino bari bukine, nk'ibintu bari bushushanye,indirimbo bari buririmbe n'ibindi.Kuba wenyine byatuma atayobora niyo mpamvu akunda kuba ari kumwe n'abandi buri gihe.Umubyeyi abagomba guha akanya umwana we ko guhura n'abandi bana niyo kaba ari akanya gato gahoraho gatuma umwana yishima akabaho neza atigunze.

Kwemera cyangwa guhakana vuba : Aba bana barangwa no kumva vuba bakemera icyo ubabwiye cyangwa bakagihakana ako kanya .Bagereranwa n'indabo za rosa(la rose) kuko iyo zitakujombye amahwa yazo ziguha indabo nziza zihumura neza.Ni abana kandi bakurikirana buri kintu cyose ugasanga ababyeyi bavuga bati aka kana ntikibagirwa ,karazirikana n'ibindi. Nk'umubyeyi ubakwiye gusohoza icyo wamubwiye kuko abakizi kandi akizirikana.

Guhitamo icyo akora kubwe : Bene uwo mwana ufite imiterere yo kuyobora muriwe usanga ahitamo icyo akorerwa cyangwa akacyanga hari nk'igihe umubyeyi amubwira ati" ngwino unywe amata ubone kujya kuryama, umwana aho kuyanywa akavuga ati reka njye kuryama ndayanywa mbyutse". Icyo gihe iyo ababyeyi batazi imiterere y'umwana wabo hari igihe bamukubita cyangwa bakamuha ibindi bihano ko yasuzuguye kandi umwana we yabikoze kubera imiterere ye .Ku babyeyi rero iyo uzi imiterere y'umwana wawe ntumuha ibihano ahubwo umubwirana ubugwaneza ko ibyo umubwira gukora aribyo byiza.Ushobora nko kumubwira uti ujyiye kuryama utanyweye amata ntiwasinzira neza kuko waba ushonje.Ugomba kumufasha ariko umwereka ko wubashye ibyemezo bye nawe.

Gutinyuka : Kuko abayumva ari umuyobozi ,usanga ari wamwana udatinya kubwira n'abantu bakuru ibintu runaka bagomba gukora.Nk'urugero umwana ahobora kubwira se cyangwa mama we ati "ko ujya utubwira kuryama kare we ko utaryamye ?.Icyo gihe uramusobanurira ukamubwira impamvu abana bakwiye kuryama kare ndetse yaba yabivuze ntakinyabupfura ukamucyaha mu rukundo kuko hari igihe usanga umwana yarengereye cyane .

Madamu Muhimakazi Diane avuga ko umubyeyi aba akwiriye gukora uko ashoboye kose akamenya imiterere y'umwana we,akamufasha gukura neza amuyobora mu kugira uburere nyabwo ariko atamubujije kuba uwo ariwe kuko ntawe ushobora guhindura uko undi yaremwe ngo amuhindure uko ashaka.

,ubutaha tuzabawira n'ibindi byiciro bisigaye.

AMAKOSA 6 AKORWA N'ABABYEYI MU GUHA ABANA IMITI

Kimwe mu bibazo bikunze kugaragara ku bana bakiri bato bafite hagati y'amezi 6 n'imyaka 5 ni uko usanga hari abana bahora ku miti, bakarwara inkorora idakira, inzoka, n'ibindi. Nkuko twabitangarijwe n'impuguke mu by'imiti (pharmacien) Kwizera E, yatubwiye ko usanga akenshi ababyeyi baha abana imiti batabyitondeye bikagira ingaruka ku buzima bw'umwana.

Amakosa akorwa mu guha umwana umuti

Kudaha umwana umuti nkuko bikwiye : harimo kutubahiririza amasaha, kutubahiriza urugero rukwiriye(quantity)

Kutubahiriza uburyo bwo kumuha imiti : hari imiti inyobwa mbere cyangwa nyuma yo kurya, hari isinziriza isaba kunyobwa nijoro, hari isaba guhindura imirire y'umwana kuko imuca intege, hari isaba kuyicugusa mbere yo kuyinywa, n'ibindi

Kutubahiriza kurangiza iminsi umwana agomba kunywa umuti ;

Kwibagirwa kuwumuha, ugasanga hari nk'umunsi umwana atawunyoye

Kuwusangira n'abandi : umuti ujyenewe umwana umwe ukanyobwa n'abana babiri cyangwa batatu ;

Kudasuzumisha umwana ahubwo akajya kugura umuti muri pharmacie atawandikiwe na Muganga (automedication) ibi bishobora gutuma uha umwana umuti utajyanye neza n'indwara afite.

Bimwe mu byafasha ababyeyi ngo bashobore guha umwana umuti neza

Gusoma agapapuro kaba kari imbere mu muti kugira ngo ubone ibisobanuro bihagije ku muti unarebe ko muganga yaba yanditse umuti ujyanye n'umwana wawe koko.

Byaba byiza umubyeyi yihereye umwana umuti ntabiharire umukozi cyane cyane ko mu gihe umwana arushya mu gufata umuti hari umukozi utabyihanganira akaba yabyihorera. Bishoboka wasaba uruhushya ku kazi ukajya kuwumwihera.

Gusobanurira neza umukozi cyangwa undi muntu usigarana umwana uko ari buhe umwana umuti kandi amasaha yagera ukamwibutsa, ukaza kandi kwibuka kureba ko koko yawumuhaye (kumubaza ndetse no kureba ko umuti wagabanutse)

Kubika neza umuti : kuwupfundikira, kumenya umuti udashyirwa ahantu hashyushye, kutawushyira aho umwana yagera. Byaba byiza ugize ahantu hamwe habikwa imiti kandi mu ukajya wibuka kureba igihe uzarangiriza igihe.

Ingaruka ku buzima bw'umwana bitewe no kudaha umwana umuti neza.

Kudakira indwara kubera ko umubiri we wamenyereye umuti (resistance) bikaba byasaba gukoresha imiti ikomeye

Guhora ku miti bishobora gutera umwana izindi ndwara (allergies,….)

Kudakura neza kubera guhorana uburwayi

Ikindi ni uko ku babyeyi bafite abana bato hari imiti bagomba kuba bicaranye bakaba bayitabaza mu gihe umwana arwaye bikamurinda kuremba ariko kandi ntibibuza kujya kwa muganga.

Iyo miti ni iyi : Imiti y'umuriro hamwe n'akuma gapima umuriro (thermometer), Imiti ihagarika guhitwa (diarrhea), Imiti yoza ibisebe

Byaba byiza kandi ubajije muri pharmacie uburyo wakoresha iyo miti ukanabyigisha umukozi cyangwa undi muntu urera umwana.

UKO WARERA UMWANA UKURIKIJE IKIGERO ARIMO

Buri mwana mu kigero arimo aba afite uburyo arerwamo. Ibyo tugiye kwandika ni umurongo nyamukuru wagenderaho urera abana ukurikije imyaka yabo gusa tutitaye ku bindi biranaga abana.

Kuva umwana ari munda kugera afite imyaka 5 (0-5) : ni igihe umubyeyi akora icyo ashaka ko umwana azakora. Urugero niba ushaka ko azasoma ibitabo, urabizoma nawe kandi akureba.

Kuva umwana afite imya 6 kugera kuri 12 (6-12) : iki ni igihe umwana ashaka kwigana ibyo uri gukora muri icyo cyigero uramuherekeza (coaching)kugirango abikore neza. Ni igihe rero bigaragara ko umwana akora amakosa menshi ariko mu by'ukuri aba ari kugerageza kwigana ibyo abantu bakuru bakora.si byiza rero kumukubitira ibyo yakoze ahubwo ni ukumuba hafi no kumusobanurira ibyo ataramenya.

Kuva Umwana afite imyaka 13kugera ku myaka 19 (13-19) : ni igihe cyo gushyigikira umwana (support). Uramureka agakora ukabireba.

Umwana afite imyaka 20 kuzamuka : ni igihe umwana aba amaze gukura, uramureka agakora ibye. Ni igihe rero umwana agenda mu cyimbo cyawe. Ni naho akenshi umwana agaragaza ababyeyi.

Icyitonderwa : abana bakeneye gukura babona ababyeyi bombi bafatanya mu kubarera. Nkuko jacky abivuga byagiye bigaragara ko abantu benshi bahinduka Homosexuel/lesbienne baba barabanye n'umubyeyi umwe gusa ari we ubitaho .

Iyo ni imirongo nyamukuru wagenderaho, hanyuma ugashyiraho uburyo bwawe bwo kurera abana ukurikije uburyo mubayeho.

Hifashishijwe inyigisho zateguwe na Jacky umujyanama w'umu kristu mu by'umuryango .

UBURYO BUNYURANYE BWO GUSHYIGIKIRA UMWANA

Gushyigikira umwana ni ingenzi mu mikurire y'umwana. Ushobora gushyigikira umwana mu magambo ariko sibyo byonyine. Hari n'ibindi wakora ugashyigikira umwana . Bimwe muri byo ni ibi :

Niba umwana akoze igikorwa cyiza ushobora gukoresha ibimenyetso umwereka ko umushyigikiye nko kuzamura urutoki rw'igikumwe, kumusekera, kumureba neza umwitayeho.

Koresha amagambo meza yo kumushyigikira. Ntuhore ukoresha bravo gusa cyangwa "felicitation" ahubwo mubwire n'andi " ndakwishimiye" wabikoze neza kurushaho" komereza aho" , "urantangaje" n'ayandi.

Gira ibikorwa by'umwana ushyira ahagaragara (ibishushanyo, utuntu yakoze dutandukanye) aho umwana we ubwe abibona ndetse n'aho abashyitsi babibona ku buryo bashobora kubyishimira bakabwira abana amagambo meza.

Ushobora kandi no kumanika amafoto y'abana bari mu mirimo itandukanye, bari ku ishuri, baririmba mu rusengero n'ibindi

Buri munsi ni byiza kugira umwanya wo kuganira n'abana bakakubwira ikintu bakoze bumva bishimiye nakwe ukamutera imbaraa umubwira bravo.

Wirinde kugereranya abana, wereka umwe ibyo yakoze undi atakoze, ahubwo wereke umwana ku giti cye uko agenda atera imbere, ibyo atabashaga gukora mu minsi ishize ubushize ubu asigaye akora.

Ha umwana imirimo mito mito ijyanye n'ikigero arimo. Umwana azabona ko yagiriye abandi akamaro kandi gufasha abandi bitera imbaraga buri gihe. Ushobora no kumukangurira gukora ibikorwa bitandukanye nko gushushanya, gusiga amarange ikintu, n'ibindi. Niba bimugoye wamufasha mukabikorana hamwe

Ni byiza rero kwimenyereza gushyigikira umwana mu byo akoze ariko kandi ugomba kumenya urugero rukwiriye. Iyo ubikoze ugakabya cyane nta nicyo umwana yakoze ntacyo bimarira umwana.

Byavuye mu nyandiko ya Louise Leclerc ku rubuga rwa educatout.com

IMITERERE Y'ABANA BACECETSE N'UKO BITABWAHO

Nyuma yo kubabwira imiterere y'umwana witwara kiyobozi (coleric) n'uburyo ababyeyi bamufasha gukura neza adahutajwe, uyu munsi Muhimakazi Diane arababwira imiterere cyangwa imyitwarire y'umwana ucecetse (melancholic),ibimuranga n'uburyo yafashwa agakura neza.

Imiterere cyangwa imyitwarire y'umuntu ukuze iba ifite inkomoko mu bwana bwe, aba ari wawundi wari ufite imyaka ibiri ndetse n'itatu. niyo mpamvu rero ababyeyi bakwiriye kumenya imyitwarire cyangwa se imiterere y'abana babo kugira ngo barusheho kubafasha mu mikurire yabo batabahutaza.

Imwe mu myitwarire iranga abana bacecetse (badakunda kuvuga)

Ntavuga menshi : Usanga adakunda kuvuga ,ahora atuje ,niyo atanze igitecyerezo agitanga atuje kandi buhoro. Umubyeyi ufite bene uyu mwana aba asabwa kumwumva kandi akita kubyo avuga cyangwa ashaka kuko nta kundi aba azabivuga kutari uko nguko.

Kwitegereza (observer) : Ni umwana urangwa no kwitegereza acecetse , nta kintu gipfa kumucika. Usanga bene abo bana bakunze kuba abahanga mu ishuri kuko bakurikirana buri kantu kose bitonze. Umubyeyi rero aba agomba kumuha urugero rwiza kuko ibyo akora byose umwana aba abireba.

Gukunda kwibutsa : Kuko atajya yibagirwa akunda no kwibutsa byaba ibyo abantu bamusezeraniye, byaba ari akazi yahawe gukora ko yakarangije n'ibindi. Kumusezeranya ibintu ntubikore biramubabaza kandi agahora abyibuka.

Kutagaragaza ibyishimo cyane : Umwana ucecetse ntapfa kwishima ,usanga niba hari ikintu umuguriye agushima ati urakoze gusa kuburyo ushobora kugira ngo ntiyishimye kandi ariko yishima. Ntabwo asahinda ngo uboneko koko yari agikeneye nk'uko hari abandi bishima bakabigaragaza. Icyo gihe kwishima kwe umubyeyi abibwirwa nuko amushimiye ndetse n'uburyo yita kucyo wamuguriye.

Ashobora kurenganwa : Kubera ko ari umwana udakunda kuvuga usanga akunda kurenganwa. Nk'urugero mama we akamubwira ati kora iki cyangwa jya aha naha nkaho atamubwiye ko afite impamvu runaka agapfa kujyayo atanabishaka ati ntiteranya. Umubyeyi asabwa kumuganiriza buhoro akamubaza utuntu dutuma afunguka akavuga . Ashobora nkomujyana ahantu akamugurira akabombo akamugurira igikinisho akamuganiriza ibisanzwe noneho akabigira ibintu bihoraho kugira ngo azajye anamuganiriza no ku bintu runaka byerekeye ubuzima bwe bwite kuko abadakunda kubivuga.

Abana bacecetse bagereranwa n'inzu nziza ariko ifunze kuburyo utamenya ikiyirimo imbere, nabo rero bagaragara inyuma ari abanyamahoro ariko ukaba utamenya ibyo bashaka cyangwa ibyo badashaka.

Umubyeyi ufite abana benshi aba agomba no kumenya imiterere yabo kuko iyo harimo bene nk'uyu mwana ucecetse arabangamirwa kuko usanga afatwa nk'abandi bose nyamara akeneye umwihariko we wogufashwa kuko aba ateye ukwe.

Imiterere y'abana ishyirwa mu byiciro bitanu, tumaze kubagezaho ibyiciro bibiri tuzakomeza ubutaha tubagezaho ibindi byiciro bisigaye n'uburyo bwo gufashwa kuri abo bana batandukanye mu myitwarire kugira ngo bakure neza.

UKO WAHA GAHUNDA ABANA BARI MU BIRUHUKO

Mu bihe by'ibiruhuko cyangwa vacances usanga abana bamwe birirwa mu mihanda bazenguruka cyangwa bakirirwa ku bibuga bitandukanye, hari n'abo usanga bahora bagenda mu ngo z'abantu rimwe na rimwe batanazi, n'ubwo hari abandi bajya ku mashuri bitewe na gahunda ikigo cyashyizeho zo guhugura abana no kubarinda uburara.

Hari ibintu by'ingenzi rero ababyeyi bakwiye kwitaho kugira ngo abana bagire gahunda nziza muri vacances :

☐ Kubagenera imirimo bari bukore mu rugo igihe ababyeyi badahari
☐ Kubaganirirza ibibi byo kwirirwa bagenda, byashoboka ukabaha n'ingero
☐ Kubwira umukozi akajya akunda kubifashisha mu turimo tworoshye tutavunanye
☐ Kubaha itegeko ry'igihe bagomba kumara baryamye
☐ Kubagurira films z'udukino tw'abana no kubagenera igihe cyo kuzireba
☐ Kubaha gahunda bahuriyeho hagati mu masaha y'amanywa : nko gusenga no kwiga ijambo ry'Imana.
☐ Kubaha gahunda yo gusura inshuti mu gihe runaka bitari buri munsi, aha ubabwira ko atari byiza gusura umuntu buri munsi atarwaye
☐ Kubabwira ko atari byiza kwinjira mu bipangu by'abo batazi
☐ Kubashakira ibitabo basoma kandi ukajya ubasaba kukubwira ibyo bari gusoma
☐ Niba bishoboka batangize amasomo yo koga muri piscine, kubyina kinyarwanda, gushushanya, gucuranga, gukina ikinamico, kujya muri chorale zo mu nsengero n'ibindi byatuma abana bidagadura kandi bari no gutyaza impano zabo

Iyo ubwira umwana ibyerekeye uburere, twibukiranye ko ukoresha imvugo ituje, yuje impuhwe za kibyeyi, biba byiza kandi gutoza abana kubaha abakozi babo kuko bifasha umubyeyi igihe adahari. ni byiza kandi igihe umubyeyi atashye , kubaza abana amakuru biririranywe mu rugo kugirango bobone ko abitaye ho, bibafasha gukurikiza ibyo yabasabye.

By'umwihariko ku babyeyi bafite abana b'abakobwa bato ni byiza kubaganiriza ibijyanye n'ihohoterwa rishingiye ku gitsina rishobora kuba ku mwana wagiye ahantu atazi n'abo batamuzi, ukabigisha kugira amakenga.

IBYO WATEKEREZAHO MBERE YO GUTEREKERA UMWANA UMUSATSI

Abenshi mu babyeyi bafite abana b'abakobwa batangira kubaterekera umusatsi bakiri bato mbere y'uko bagira n'imyaka 5.

Guterekera abana imisatsi ababyeyi babiterwa n' impamvu zinyuranye harimo nko kubarimbisha dore ko ubwiza bw'abakobwa n'abagore bavuga ko bugaragarira ku misatsi, kugira ngo batandukane n'abahungu, kubera ibirori abana bazitabira, kubera ko bagenzi be bigana nabo bafite umusatsi n'ibindi.

Hari ababyeyi bashyiraho akarusho ko kudefiriza abo bana ndetse abandi bakabasuka inweri z'amoko atandukanye bigatuma umwana adakaraba mu mutwe kenshi. Nyamara mbere yo gufata icyemezo cy'ibyo bashyira ku mutwe w'umwana
bakagombye kwita kuri ibi bintu bikurikira :
• Umwana akina amasaha menshi akagira icyuya mu musatsi ku buryo akenera koga mu mutwe

nibura rimwe buri munsi.

• Hari amavuta (produits) n'amasabune by'umusatsi bitemerewe gukoreshwa ku bana bato kuko uruhu rwabo ruba rworoshye kandi mu mazu atunganya imisatsi(salon) ntago akenshi baba bayafite bityo bagakoresha iby'abantu bakuru.

• Hari inweri zibabaza ndetse zigakwega uruhu rwo mu maso h'abana ku buryo hari abo usanga bafite mu maso hakanyaraye hadahwanye n' imyaka yabo.

• Kubahiriza uburenganzira bw'umwana ukabanza kumubaza (mu gihe abasha kuvuga ibyo ashaka) niba ashaka koko imisatsi , hari ababyeyi babikora ku ngufu, aho usanga bajya gusukisha umwana arira kubera ko atabishaka cyangwa se bimubabaza.

• Ni byiza ndetse kuganiriza umwana mu gihe yisabiye gutereka umusatsi ukamenya impamvu ayishaka ukanamubwira icyo bizamusaba .

Ni byiza rero kwitondera izo ngaruka mu gihe ababyeyi bita ku musatsi w' abana bibanda ku kugubwa neza k'umwana kurenza uko agaragara .Ababyeyi bakwiye kwirinda ibyakwangiza umwana cyangwa ibyamutera kumva abangamiwe ndetse byamuviramo indwara harimo iziterwa n' umwanda nk'imvuvu cyangwa se akaba atakurikira neza mu ishuri.

IBIMENYETSO BIRANGA UMWANA UKENEYE KUBONA ABABYEYI BE KURUSHAHO

Abana bari mu byiciro bitandukanye ukurikije imyaka, bityo n'uburyo bakenera ababyeyi babo buratandukanye.

Muri iyi nkuru turibanda ku bana bari mu kigero cyo kuva ku mwana ukivuka kugeza ku myaka ibiri(0-2). Uyu mwana rero kuko aba atabasha gusobanura ko yabuze ababyeyi, hari ibindi bimenyetso abigaragarisha. Ibi ni bimwe muri ibyo bimenyetso ariko si byose.

Kudakunda ababyeyi : . Ibi akenshi biterwa no kuba ataramenyereye kubabona ndetse no kubumva hafi ye cyane. ubundi mu gihe cyo konka ni bwo ubuzima bwe n'ubwa nyina bwisanisha cyane, icyo gihe nyina akaba umuntu utandukanye n'abandi imbere y'umwana, ubwo rero iyo iyi sano itabonye ikiyikomeza (konka) umwana akura yiyumvamo uwo ahora abona bugufi bwe.

Ibi rero bigaragara cyane cyane iyo umwana arwaye usanga umwe mu babyeyi yaretse ibindi ngo amwiteho ariko umwana akamwanga, umwana agashaka kubona wa mukozi cyangwa undi muntu bahorana wenyine, ku buryo no kujya kwa muganga bagomba kujyana n'umukozi.

Guhorana umutuzo ukabije(Timidite) : Uyu mutuzo uterwa no kuba atarigeze abona umuntu bahorana ngo amukinishe amufashe gutekereza agire n'amatsiko ku byo abona bimutere gukubagana ashaka kubikora nawe. Uyu mwana n'iyo agiye mu ishuri hari igihe aba umunebwe kuko akora ibyo mwalimu amweretse gusa, akenshi uyu mwana azagwa nabi (kutishima), kutava ku izima, n'ibindi.

Umubyibuho udasanzwe :Uyu mubyibuho ahanini uterwa n'uko ingingo z'umwana zitaba zaramenyerejwe gukora mu gihe umukozi amwitaho akanya gato kubera guhugira mu mirimo yindi. Umwana rero ntamenyere gukina, kwiruka, gusimbuka, ahubwo agakunda kuryama kubera guhora bamuryamishije cyangwa bamuhetse.

Usanga rero umwana arya neza ariko ntakoreshe ibyo aba yariye bibyare ingufu z'umubiri.

Kutemera guhanwa : Uyu mwana ni gake yemera guhanwa n'umubyeyi we igihe yagize amakosa, kuko akenshi yamenyere igitsure cy'umukozi, mu gihe wa mukozi atagihari iyo haje undi umwana ntamwumvira.

Hari n'ibindi bitandukanye harimo nk'uko imikino yabana yibanda ku gukina bajya ku kazi. Gukubagana cyane, n'ibindi

Inama kuri iki kibazo

Ntibishobokera ababyeyi benshi guhagarika akazi ka buri munsi ngo bicare barere abana gusa, ahubwo amasaha y'akazi twayakoresha neza tukibuka abana. Ibi ni bimwe wakora :

☐ Kwirinda gutaha unaniwe cyane kuburyo utabona uko wita ku mwana. Gira byibura umwanya muto umuteruye nta kindi uhugiyemo.

☐ Kudatahana akazi ko gukorera mu rugo.

☐ Kutagaragaza ikibazo wagiriye ku kazi cyamgwa ahandi igihe ugeze mu rugo. Ugacya mu maso igihe uri kumwe n'umwana

☐ Kugabanya gahunda nyinshi zitihutirwa za nyuma y'akazi. Nko kujya muri salon, gusurana, guhaha buri munsi, inama z'ubukwe …

☐ Kujyana n'umwana muri gahunda zimwe na zimwe. Mu gihe zitabangamira umwana

☐ Gukoresha iminsi y'ikiruhuko wita ku mwana ntubiharire gutaha amakwe, gukora imisatsi, guhemba, insengero, utubari, n'ibindi.

Babyeyi, tuzi ko abana ari impano y'Imana kandi ni umugisha, bityo rero tujye twita kubana bacu neza. Ntitwareka imirimo yacu, ariko abana ni ibanze muri byose, twakora ijyane n'umuwanya dufite kugira ngo tumenye ubuzima bw'abana bacu uburere n'ubuvuke bigomba kuba nk'Isanga n'Ingoyi.

IBINTU 5 BYEREKA ABANA KO BAKUNZWE

Buri muntu yaba umukure yaba umwana agira ikintu kimwereka urukundo kurenza ibindi. By'umwihariko ku bana, ni byiza ko ababyeyi bamenya icyo buri mwana aba akeneye kugirango yumve akunzwe kugirango bakimukorere bigatuma akura yumva akunzwe mu muryango.

Umwanditsi Gary Chapman yatanze uburyo butanu umwana cyangwa abantu bakuru bumvamo ko bakunzwe bitewe na buri wese uko aremye.

Diane Muhimakazi inararibonye mu kurera abana yadusobanuriye buri buryo bwose :

Kubwirwa amagambo meza (parole varolisant)

Hari abana bumva ko bakunzwe iyo babwiwe amagambo meza yo kubatera umwete (mots encouragants). umwana uteye atyo niyo atakoze neza akunda kubwirwa ko yari agiye kubigeraho ariko ukamusaba kwisubiraho. Nubwo abana bose baba bakenewe kubwirwa neza, k'umwana umeze gutyo biba bifite umwihariko wamubwira neza akishima cyane wamubwira nabi akabababra cyane ugerereranije n'abandi.

Guhabwa umwanya

Hari abana berekana ko bakunzwe iyo bari kumwe n'ababyeyi babo ubona banyuzwe cyane ndetse niyo bagiye gukina n'abandi bana bagenda bagaruka gucunga ko ababyeyi babo bagihari. Bene aba bana baba bakeneye cyane ko ababyeyi babo babaha umwanya kuko iyo batababona biragora kumva ko babakunda.

Gukorerwa ikintu(service rendu)

Hari abana bishimira ko umuntu abakorera imirimo nko kozwa, kumuzanira ibiryo, ku mugaburira, kumusasira, kumuhereza igikinisho, kumwambika n'ibindi byereka umwana ko akunzwe cyane.

Iyi mirimo ikorerwa umwana si uko atayishoboye ahubwo ni mu rwego rwo kumwereka urukundo, niba umwana asanzwe yiyambika noneho ukabimukorera kugira ngo yumve ko umwitayeho umukunda.

Gukorwaho (contact physique)

Hari abana bumva ko ubakunze iyo ubakozeho. Bene abo bana bakunda guterurwa, kubaca inzara, kubaheka, kubuhagira ndetse niyo uri gutemberana n'abo bana bakunda ko ubafata mu kiganza. Ikindi abo bana bishima biruseho iyo ubasomye ku itama mu gihe runaka.

Uburyo bw'impano

Umwana ukunda impano akantu kose ahawe karamushimisha yaba ikaramu,bombo, agakinisho n'ibindi. Kuri bene abo bana kubwirwa ko akunzwe bihwanye no kumuha impano ntugire icyo uvuga kuko impano ahawe niko kubwirwa ko akunzwe.

Mbere yo guhitamo uburyo uzajya ukoresha ngo wereke urukundo umwana wawe, ni byiza kubanza kumenya ikimwereka urukundo kurusha ibindi. Umubyeyi abanza kugerageza uburyo bwose twavuze haruguru noneho icyo abonye gikunze kunyura umwana kurusha ibindi akaba aricyo ajya akora kenshi kurushaho.

UKO WAKORESHA UMWANYA MUTO UKITA KU MWANA NEZA

Ababyeyi benshi usanga bavuga ko batakibona umwanya uhagije wo kwita ku bana babo nyamara kwita ku mwana ntibisaba amasaha menshi gusa, bisaba kumenya uburyo nako gahe gato wagakoresha neza kandi bikagira umusaruro mwiza.

Nkuko Mary Kamanzi inzobere mu kurera yabidutangarije, ababyeyi benshi bakwiye kumenya gukoresha neza umwanya muto bafite mu buryo bwiza(Quality time) kurusha ko barwana no gushaka amasaha menshi(quantity time) ashobora kuba imfabusa mu gihe adakoreshejwe neza. Mary akomeza atubwira ibyo wakora kugirango ukoreshe neza umwanya muto wo kwita ku mwana :

Guha intego igihe wahariye umwana wawe : igihe ufite gito kigomba kuba gifite intego kandi ukamenya ko uwo mwanya umwana ariwe uri ku mwanya wa mbere mu byo uri bukore byose. Urugero niba wageneye umwana wawe iminota runaka funga telefoni, ureke ibindi bishobora kukurangaza, mbese witware nk'aho ugiye guhura n'umuntu ukomeye. Iyo umwana abona ko wahagaritse gahunda zose akaba ariwe uri kuri gahunda bimwereka ko umwitaho.

Kumenya uburyo umwana yerekwamo urukundo(love language) : mu kwirinda gupfusha igihe ubusa ukorera umwana ibitari bumushimishe, ni ngombwa kubanza kumenya uko umwana wawe wamwereka urukundo. Tuvuge niba ari umwana werekwa ko akunzwe mu gihe mutemberana umufashe akaboko iyo wamuhaye umwanya ukirirwa umubwira amagambo gusa bishobora kutamwubaka ugasanga igihe cyawe gisa n'igipfuye ubusa.

Ikindi hari ababyeyi baba bafite abana bakuru bajyana mu birori nko mu bukwe, mu gihe wajyanye n'umwana uziko ushaka kumushimisha ni byiza kugumana nawe kuko hari ababyeyi bajyana n'abakozi cyangwa se iyo ari abana bakuru ugasanga bahaye ababyeyi ibyicaro wa mwana bakamusiga wenyine.Iyo ubona umwana ari busigare wenyine ushobora kujya kwiyicarira mu mwanya isanzwe ariko ukamenya ko umwana wawe muri kumwe.

Ababyeyi rero nta rwitwazo bafite ngo babuze umwanya wo kwita ku bana ahubwo bagomba kumenya guha intego igihe bageneye abana babo kandi bakamenya uburyo umwana wabo yerekwamo ko akunzwe.

IKINYOBWA WAHA UMWANA WACUTSE IMBURAGIHE

Igikoma kirimo amata ni ingirakamaro kurusha ibindi byose ku buzima bw'umwana wacutse akiri muto.

Mukamuyange Léoncie, ni umubyeyi ukora mu kigo nderabuzima cya Kiyanzi ku Rusumo, muri serivisi yo kwita ku bana,yatubwiye ko iyo ucukije umwana akiri muto ugomba kumwitaho ukoresheje ikinyobwa cy'imvange y'ibinyampeke (SOSOMA), cyangwa mu gihe utabonye ubushobozi ushobora gukoresha ibyo ufite ariko hakitabwaho uburyo biteguwe, kandi hakoreshejwe amata.

Ibikoresho
Ifu y'amasaka cyangwa
Ifu y'ibigori
Amata y'inshyushyu
Isukali
Uko bitegurwa (koresha ibikoresho biringaniye ukurikije urugero ushaka)
Teka amata ashye uyashyire mu kintu gipfundikirwa
Ushyira amazi ku muriro agashya
Fata ifu uyishyire mu mazi akonje uvange bibyare imvange ariko ifashe
Shyira iyo mvange mu mazi yahiye uvange akanya gato, urekereho.
Rekera ku muriro umwanya munini nk'iminota 20
Shyiramo ya mata ku buryo ubona bihinduye ibara bigasa n'umweru.
Shyiramo isukali ucanire umwanya nk'iminota 20.
Gikureho ugishyire mu gikoresho gisukuye
Nyuma ushobora kugiha umwana.
Gena amasaha yo kukimuha ku munsi.

IBIRANGA UMUKOZI UFATA NABI UMWANA

Mu ngo nyinshi mu Rwanda usanga hari umukozi uba ushinzwe kurera abana, nyamara uko iminsi ishira bigenda bigaragara ko hari abakozi bafata nabi abana ukaba utapfa no kubimenya. Dore uburyo wamenya niba umukozi ukurerera abana abafata nabi.

Uburyo agusobanurira ibikomere biri ku mwana : hari umwana uba uzi neza ko yitonda adakubagana kandi na none bikajyana n'imyaka ye. Mu gihe umukozi ari kuguha ubusonanuro ku bikomere biri ku mwana jya wibaza niba koko umwana wawe ashobora gukubagana bigeze aho yagira ibyo bikomere. Tega amatwi neza wibaze niba uburyo umukozi ari kukubwira umwana yakomeretsemo bijyanye naho yakomeretse.

Uburyo umwana wawe abona umukozi : iyo umukozi afata nabi umwana akenshi uzabona umwana amutinya cyane ku buryo iyo umusize arira cyane no mu gihe ugeze mu rugo ukabona adashaka ko umukozi yongera kumukoraho

Akenshi uzasanga umukozi ataka cyane ko avunika : Akazi ko kurera umwana ntikoroshye, ariko na none niba uko ugeze mu rugo umukozi ahora akubwira ko umwana amurushya ukabura n'umunsi umwe yakubwira ko yitonze kandi ubona ko umwana adasanzwe afite ingeso yo kuruhanya akenshi biba ari amakosa y'umukozi yo kuba atazi kurera.

Uzabona umukozi adashaka ko muhuza amaso kandi agasubiza nibyo utamubajije : iyo umukozi azi ko yakoze amakosa rimwe na rimwe araceceka cyane cyangwa se ukabona avuga cyane akakubwira n'ibyo udakeneye kumenya n'ibyo utamubajije.

Uzasanga iyo ugeze mu rugo umukozi ahita aguhunga : Iyo umukozi afata nabi umwana ugera mu rugo agahita ashaka aho yigira ntagire ikintu na kimwe akubwira ku kuntu umwana yiriwe Ubona iyo umwana yarwaye umukozi amufata ate ? Iyo umukozi akunda umwana kandi amufata neza, n'iyo umwana yarwaye ukamujyana kwa muganga ugera mu rugo ukabona ashishikajwe no kumenya uko basanze ameze ndetse no mu gihe wasabye ikiruhuko ngo ubone uko umwitaho ukabona ko umukozi ahora akubaza niba ubona umwana ari koreherwa.

Guhindura imico y'umwana ku buryo budasobanutse : imico umukozi atoza umwana usanga ariyo afata kuko ariwe baba birirwana. Bityo rero iyo ubonye umwana ari guhinduka mu mico yari asanganwe ku buryo budasobanutse biba byiza witonze ugasuzuma uko umukozi afata umwana ukamenya amagambo amubwira iyo udahari.

 Gusuzuma uko umukozi afata umwana si ngombwa gusiga za camera mu nzu usibye ko ubishoboye wabikora, ariko na none mu gihe ubonye hari bimwe mu bimenyetso twavuze ushobora kuza mu rugo umutunguye cyangwa se ugahamagara umuntu muturanye akajya anyuzamo akakurebera ariko na none mukabikora mu bwenge ku buryo umukozi atamenya ko umucunga.

Source : drphil.com

UKO ABANA BITABWAHO N'UMUBYEYI UMWE BAKWIYE KURERWA

Hari igihe biba ngombwa ko umubyeyi umwe arera umwana kubera impamvu zitandukanye (kuba ababyeyi bataraseezeranye, gutandukana, amashuri, akazi, gupfakara..), icyo gihe usigaye aba afite inshingano yo kurera neza abana asigaranye kugira ngo abarinde ibibazo by'igihe kizaza.

 Bimwe mu bibazo umwana agira ugomba kwibandaho nkuko twabigejejweho na Kabanyana urera abuzukuru be kuva aho bapfushije mama wabo ni ukugira irungu no kwiheba nkuko yabisobanuye iyo hari umubyeyi umwana atabona bimutera gutekereza cyane bigatuma akura yibaza nabi, akenshi biramukurikirana bikaba byamuviramo kwiga nabi, kujya mu biyobyabwenge n'ibindi byinshi bidakwiye.

 Igihe umubyeyi umwe asigaye mu bana wenyine hari inshingano nyinshi aba agomba kuzuza , hari ibyo yakorera abana kugira ngo batazagira ingaruka mbi mu mikurire yabo no mu buzima bwabo bwite. Bimwe muri ibyo ni ibi :

Kuba hafi y'abana : ibi bikwiye gukorwa kurenza uko yabikoraga undi mubyeyi agihari bizabafasha kumva ko nta cyuho gicitse mu rugo iwabo ndetse no kuribo ubwabo.

Kubaganiriza:umubyeyi akwiye kuganiriza abana bintu byiza bituma badaheranwa n'agahinda ko kubura undi mubyeyi, aha kandi ntagomba kubabeshya aho yagiye, cyangwa ngo ababwire ko azagaruka bakabana igihe batandukanye cyangwa ko hari ibibntu azabazanira n'ibindi

Kubarinda ubwoba : by'umwihariko iyo Se w'abana adahari : kubera ko abana biyumvamo ko se ariwe muntu ufite imbaraga kurusha abantu bose cyangwa inyamaswa zose, mu gihe atagihari umugore ntagomba kwereka abana ko hari icyo bashobora kuba ibyo byatuma bahorana ubwoba kandi bagata icyizere.

Kwirinda gucika intege : umubyeyi kuko aba asigaye mu bana wenyine ntagomba kugaragaza agahinda kenshi imbere y'abana cyangwa gucika intege, kuko bituma bahora mu bwigunge no kumva ko ibyabo birangiye bikagira ingaruka yo kwanga kwiga, gukunda kujya mu zindi ngo baturanye ntibifuze kuguma iwabo.

Kubereka no kubakundisha umuryango wa se : igihe umubyeyi umwe asigaye mu bana agomba kumva ko atari abe wenyine ntabigungane akabakundisha umuryango w'undi mubyeyi cyane kandi akabajyana yo kenshi kugira ngo bumve ko bari mu muryango, ibi kandi bimufasha igihe hari umwana ugize imyumvire mibi abo mu muryango bakamugarura mu nzira nziza.

Kutangisha abana umubyeyi udahari : Mu gihe ababyeyi batandukanye kubera kutumvikana si ngombwa guhora ubibwira abana ubangisha undi mubyeyi udahari, ibyo mutumvikanyeho mwabigumisha hagati yanyu mwembi. Ndetse bakaba basura undi mubyeyi mu gihe bishoboka.

IBYO UMUGABO YAKORA AKABA UMUBYEYI MWIZA

Kurera abana akenshi abantu bakunze kumva ko ari iby' ababyeyi b'abagore gusa nyamara burya abagabo nabo bafite uruhare rukomeye mu guha uburere abana. Dore bimwe mu byafasha umubyeyi w'umugabo kuba umubyeyi mwiza.

Jya ukunda umugore wawe kandi umwubahe : Uko umugabo afata umugore we, byanze bikunze bigira ingaruka ku bana. Hari igitabo kivuga ibirebana n'imikurire y'umwana, cyavuze kiti "kimwe mu bintu umugabo ashobora gukorera abana be, ni ukugaragaza ko yubaha nyina w'abana. . . . Iyo umugabo n'umugore we bubahana, bituma abana bumva ko bakunzwe kandi ko batekanye."—The Importance of Fathers in the Healthy Development of Children.

Jya umarana n'abana bawe igihe gihagije : Niba uri umubyeyi w'umugabo, ugaragaza ute ko uha agaciro abana bawe ? Ni iby'ukuri ko hari ibintu byinshi ukorera abana bawe, harimo gukora utizigamye kugira ngo ubabonere ikibatunga n'aho kuba. Ibyo ntiwabikora uramutse udaha agaciro abana bawe. Ariko kandi, niba utamarana na bo igihe gihagije, bashobora kumva ko utabaha agaciro nk'ako uha ibindi bintu, urugero nk'akazi kawe, incuti zawe n'imyidagaduro (umupira, akabari, n'ibindi).

Umubyeyi w'umugabo yagombye gutangira gushyikirana n'abana be ryari ? Umubyeyi w'umugore atangira gushyikirana n'umwana we akiri mu nda. Iyo umwana amaze amezi ane mu nda, atangira kumva. Icyo gihe umubyeyi w'umugabo na we ashobora gutangira gushyikirana n'umwana we ukiri mu nda. Ashobora kumva umutima w'umwana we utera, akumva yinyagambura, akamuganiriza kandi akamuririmbira niba abishoboye.

Jya ubahana mu rukundo kandi ubashimire : Nubwo waba wumva ubabaye cyangwa ufite uburakari, ukwiriye guhana abana mu rukundo ku buryo bumva ko uhangayikishijwe n'igihe cyabo kizaza. Ibyo bikubiyemo kubagira inama, kubakosora, kubigisha no kubacyaha mu gihe bibaye ngombwa.

Byongeye kandi, igihano kirushaho kugirira umwana akamaro iyo se asanzwe akunda kumushimira. Gushimira umwana bimutoza kugira imico myiza. Abana barushaho kwigirira icyizere iyo bahawe agaciro kandi bakitabwaho. ugomba kwitoza kubatega amatwi witonze, kandi nturakare.

Jya ubatega amatwi : Iyo abana bawe bazi ko urakazwa n'ubusa kandi ko ukunda kunenga, batinya kukubwira ibibari ku mutima. Ariko iyo ubatega amatwi witonze, uba ubagaragarije ko

ubitaho by'ukuri. Ibyo bizatuma bakugezaho ibitekerezo byabo n'ibyiyumvo byabo bisanzuye.
Byanditswe hifashishijwe igitabo : Umunara w'umurinzi 2011 p.18 -20

IMICUNGIRE Y'UMUTUNGO W'UMWANA W'IMFUBYI

Iyo umwana abaye imfubyi akiri muto, Imicungire y'umutungo we ikorwa bitandukanye ariko ubu tugiye kuvuga; iyo umwana afite umwishingizi cyangwa umubereye umubyeyi utaramubyaye.

Imicungire y'umutungo ikozwe n'umushingizi

Umwishingizi acunga ibintu by'urerwa ku buryo bwa kibyeyi kandi akaryozwa ingaruka ziterwe n'imicungire mibi yabyo. Ashobora gukorera ku mutungo w'umwana ibikorwa byose bijyanye no kuwucunga mu gihe bigamije inyungu z'uwo mwana.

Ibikorwa umwishingizi atemerewe gukora, ni ibikorwa byose bigamije gutanga, kugurisha kimwe n'ibindi byose bishobora kubangamira umutungo w'umwana atabiherewe uburenganzira n'inama y'ubwishingire.

Uko byagenda uko ari ko kose kirazira ko umwishingizi yakora mu mutungo w'umwana atanga impano kuko binyuranije n'icyo ashinzwe cyo kurengera umutungo w'umwana wishingiwe. Na none umwishingizi ntashobora kugura ikintu cy'umwana yishingiye.

Ubwishingire burangira iyo umwana akuze cyangwa yemerewe ubukure, iyo apfuye cyangwa umwishingizi agapfa, iyo umubyeyi we yari yarabuze cyangwa yarazimiye abonetse, iyo umwe mu babyeyi amwemeye.

Iyo ubwo bwishingire burangiye, umwishingizi agomba kugaragaza mu nyandiko uburyo yacunze umutungo, ikemezwa n'inama y'ubwishingire akayishyikiriza uwari wishingiwe mu mezi abiri akurikira igihe yemerewe ubukure.

Imicungire y'umutungo n'ubereye umubyeyi umwana atabyaye

Ingingo ya 336 igika cya mbere cy'igitabo cya mbere cy'amategeko mbonezamubano igena ko "ugizwe umwana agumana uburenganzira bwe mu muryango avukamo, muri bwo hakabamo uburenganzira bwo kuzungura".

Ingaruka yo kugumaho kw'iyo sano ni uko uwagizwe umwana agumana uburenganzira bwe bwo kuzungura mu muryango avukamo.

Ingingo ya 339 y'igitabo cya mbere cy'amategeko mbonezamubano igaragaza ko abana barerwa n'umubyeyi utarababyaye bagira uburenganzira n'inshingano bingana n'iby'abana babyawe n'uwo mubyeyi.

Gusa uwo mubyeyi ni we wenyine ububasha ababyeyi bagira ku bana, nko kumwemerera ubukure, kumuha uburenganzira bwo gukora imirimo y'ubucuruzi cyangwa kwicungira umutungo kandi akiri muto. Uwo mubyeyi ni we wenyine ubazwa inshingano z'umwana ndetse akaba yahagarikwa no ku murimo w'ubwishingire mu gihe yaba atarangije neza iyo nshingano ye.

Agomba rero gucunga umutungo wose w'uwagizwe umwana we waba ukomoka mu muryango avukamo ndetse n'ukomoka ku muryango wamwakiriye.

Icyemezo cyo kugirwa umwana utabyawe gikurwaho iyo bisabwe mu rukiko n'ubereye umubyeyi umwana atabyaye kubera ubuhemu bw'umwana, iyo umwana amaze kwemererwa ko akuze cyangwa n'ubushinjacyaha iyo hari impamvu zikomeye.

Byanditswe hifashishijwe imfashanyigisho' Dusobanukirwe n'amategeko agenga imicungire y'umutungo w'abashyingiranywe, impano n'izungura(2008)

INAMA ZIGIRWA ABABYEYI BAKAZE MU KURERA ABANA NYABYO

Kurera ni ikintu cy'ingenzi ku babyeyi kuko mu gutoza no guha uburere abana aribyo bibagira abo baribo, ababyeyi bagenda batandukana mu buryo barera kubera uko ubwabo bateye, uko nabo barezwe n'ibindi.Uyu munsi Muhimakazi Diane umubyeyi w'inararibonye mu gukurikirana abana aratubwira uko ababyeyi bakaze(dominant) bakwitwara mu kurera abana babo.

Ababyeyi bakaze (dominant parent) ni ababyeyi babanyagitinyiro usanga barangwa no guha ingero zihanitse abana babo ku buryo usanga icyo bavuze kitavuguruzwa. Bafite icyerecyezo batwaramo abana babo ntacyo ushobora guhindura cyangwa kuvuguruza. Bahora bashaka ko abana babo baba ku rugero ruhanitse.Ntibanyurwa n'ibyo abana bakoze cyangwa bagezeho bahora baba bwira.

Ibyo bakora ngo babashe kurera abana babo neza

Kwiga gushimira abana:Iyo ababyeyi badashima ibyo abana babo bakora, bagahora babagaya ndetse batagira ubwo babashima cyangwa ngo babakosore mu rukundo ahubwo bagahorana igitsure ku bana babo bituma abana babo bahinduka ibyigomeke bakavuga bati niyo nakora iki nziko iwacu badashima ,reka nikorere ibyo mbonye bazangayire ukuri (ibyo benshi bakunze kwita kama mbaya mbaya).

Kudahoza abana ku kenke igihe bakosheje cyangwa batsinzwe : Nk'urugero umubyeyi ashobora kubwira umwana we ati "ku ishuri uzazane amanota 90 ku 100 noneho umwana akazana 88 ku ijana ,iyo umubyeyi ukaze ahise abwira umwana ati ntacyo uricyo uri igicucu kuko utagize 90.Icyo gihe umwana arababara ku buryo aba atakibashije kugira ubutwari bwo gukomeza kujya mbere kuko avuga ati n'ubundi naravunitse ntibanshima none reka ne kwigora ayo nzabona nzajyana ayo.

Icyo gihe umubyeyi abakwiye kubwira umwana ati"wakoze rwose mwana wanjye ibi biranyereka ko 100ku 100 uzayabona kuko wagerageje cyane.Ni byiza ku mutera imbaraga ariko utamucinyiza ko ntacyo yakoze ahubwo umubwira ko ashoboye.

Kuganiriza abana kenshi :Abana barezwe n'umubyeyi ukaze (dominant) barangwa n'ubugome, ubwigomeke kuko baba babona mu gihe cyose bakoze ibyo basabwaga batigeze bashimwa ahubwo bakagawa ndetse bakanakubitwa.Usanga bavuga bati"ngiye kwiha uburenganzira iwacu banyimye (se libere) ibyabo mbivemo.

Kujya inama n'abana : Bene aba babyeyi bagirwa inama yo kudasharirira abana babo ahubwo bakajya inama nabo ku buryo niyo umwana yaba ari mu makosa wamuhana ariko akabona ko n'ubwo umuhannye isano y'ubyeyi ukiyifite utamufashe nk'igicibwa.

Ababyeyi barimo ibyiciro bine bitewe n'uburyo bayobora abana babo ndetse n'uburyo bitwara mu miryango yabo,ubutaha tuzababwira ibyo ababyeyi ba ntibindeba bakora ngo barere abana babo neza.

INAMA 10 ZAFASHA ABABYEYI KURERA ABANA BABO BAGEZE MU BUGIMBI

Ababyeyi benshi bakunda guhangayikishwa n'imyitwarire y'abana babo igihe bageze mu gihe cyo kugimbuka. Usanga rwose ubwumvikane ari bucye hagati yabo, noneho bigatuma ababyeyi bafata ingamba zimwe na zimwe zidashimishije ku bana babo.

Dr.Julian MELGOSA mu gitabo cye yise " Les adolescents et leurs parents" atanga inama zigera ku icumi ku babyeyi bafite abana bageze mu kigero cy'ubugimbi n' ubwangavu (adolescence). ni izi zikurikira :

- Mbere y'uko uvuga banza umutege amatwi kandi umwitayeho, shishikazwa n'uko abayeho ndetse n'ibyo mu gihe cye kugira ngo umenye uko umufasha.

Ita ku byo akubwira, uko abikubwira n'uburyo abivuga, wite ndetse no ku isura ye igihe ari kukubwira kuko ushobora kumenya niba akubeshya cyangwa se avugisha ukuri, niba ababaye cyangwa yishimye n'ibindi.

Ntumubwire amagambo mabi cyangwa se ngo umutonganye kuko ntacyo bikemura ahubwo bishobora gutuma ibintu bikomera kurushaho gusa igitsure na cyo ni ngombwa ku mwana.

Ganira n'umwana wawe ku buryo burambuye ntumuganirize gusa ku byo akora cyangwa se uburyo yitwara, muganirize no ku byo afitemo impugenge, ku byo afiteho ubwoba, ku mbogamizi ahura nazo, ndetse no ku bindi byose yumva ashaka kumenya. Ba inshuti y'umwana wawe, biba byiza iyo bitangiye akiri muto.

Ntuhangayikishwe n'uko umwana wawe adakunda kuvuga, birasanzwe, iyo umwana ageze mu kigero cya adolescence ahindura imyitwarire. Kuba acecetse rero ntago bivuze ko hari icyo agukinze.

Shimisha umwana wawe umubwira amagambo amushimira ku byo yakoze n'ubwo kaba ari akantu gato cyane, mushimire ku ngeso ze nziza bityo kumukosora bizajya bikorohera kandi na we azajya akora uko ashoboye agushimishe kuko azi ko ibyo akora ubibona kandi ubishima,

Ntutinde ku kintu kimwe igihe wamaze kukimubwira, si ngombwa ko ukomeza kubimusubiriramo. Kandi si byiza kumucyurira amakosa yakoze kera.

Ntugakoreshe amagambo atuma mutaganira neza. Urugero : Umwana avuye ku ishuri ukamubaza ngo ku ishuri byagenze gute ? Azagusubiza ngo byagenze neza. Ariko numubaza ngo mbwira icyagushimishije cyangwa se icyakubabaje ku ishuri aha urumva na we ko azabikubwira birambuye. Menya uko uganira n'umwana wawe.

Mubwire mbere ingaruka z'imyitwarire mibi kugira ngo atazagwa mu ruzi arwita ikiziba. Niba kandi aguye mu makosa wari waramubwiye, ntubimwibutse kuko na we ubwe aba abyibika.

Ntutinye kumubwira ngo « Mbabarira ni amakosa yanjye » igihe biri ngommbwa. Kuba umubyeyi yasaba umwana we imbabazi si igitangaza. Ntawe udakosa.

INDANGAGACIRO 7 ZIKWIRIYE ABANGAVU

Ikigero cy'ubwangavu n'ubugimbi ni hinduka riba ku bana b'abakobwa n'abahungu bari mu kigero cy'imyaka 12 na 17. Nubwo hari n'abagaragaza iryo hinduka mbere y'iyomyaka cyangwa nyuma yayo bitewe n'uburyo uwo mwana aba yarakuzemo , twavuga imirire yabonye, kutarwaragurika aho yakuriye n'ibindi.

Ubwangavu n'ubugimbi buvugwa cyane iyo umwana w'umuhungu cyangwa umukobwa atangiye gukura ku bijyanye n'imyanya ndangagitsina.uyu munsi Madam Mukuru Winfride aratubwira uko umwangavu akwiriye kwitwara mu muco nyarwanda. Akaba ari ibintu wakwigisha umwana wawe ugeze muri icyo kigero n'undi wese waba uzi.

Kubaha abandi no kwiyubaha : Kubaha no kwiyubaha ni ingenzi ,umwangavu utubaha nta cyizere cy'ahazaza aba atanga ku bamurera kandi ni bibi . Bitewe n'ihindagurika riba ririmo kubabaho hari igihe abakobwa bari mu kigero cy'ubwangavu batamenya kwiyubaha ndetse no kubaha abandi uko bikwiriye ugasanga ni wa mukobwa abahungu birirwa bakorakora uko biboneye ndetse akanasuzugura ababyeyi n'abandi bagombaga kumuhana ngo bamufashe gukura neza atangiritse.

Kwirinda agakungu : Umwangavu ni umukobwa uba witegura kuzaba umugore w'ejo hazaza ntakwiriye kurangwa n'agakungu cyangwa ibigare aho ari hose.Kuko iyo abigendeyemo akenshi usanga yangirika mu buryo bw'imyitwarire myiza.

Kugira intumbero : Abangavu babaye bafite icyereceyezo bihaye ntabwo abasore ndetse n'abagabo babashuka ngo babashore mu busambanyi ngo maze babemerere kuko bahita babona ibyo babashoramo ko bitajyanye n'icyerezo cyayo bityo bakabananira batariyicira ubuzima.Umuntu wese aho ava akagera aba gomba kugira icyerecyezo aganamo cyangwa umurongo ngenderwaho mu buzima bwe.

Kumenya gufata ibyemezo : Ni ngombwa abangavu ko bakwiriye kuba abantu bahakana cyangwa bakemera cyane icyo biyemeje gukora. Naho kuguma muri nzareba na nzakubwira bituma ugushuka abona ko gufata ibyemezo bikugora maze akagukoresha ibintu utemeye utanahakanye kubera amasoni cyangwa kwitinya.

Gukunda kwiga : Nta watinya kuvuga ko umunani ababyeyi batanga muri iki gihe ari ubumenyi ku mwana wabo. Umwangavu rero akwiriye gukunda kwiga ndetse no gushakisha mu bitabo kugira ngo abashe kubaka ejo heza he,azigirire akamaro ndetse n'igihugu cye.

Gukunda gusenga : Abakiristo twemera ko gusenga ari uruzitiro rutuma umuntu atijandika mu byaha ndetse yanabigwamo akihana kuko Imana ibabarira, niyo mpamvu umwangavu udasenga abayihemukira bikomeye.Gusenga ni byiza niba utabikoraga ubitangire.

Kugira isuku : Izina umwangavu rituruka kuba abanyarwanda barabonye uburyo uwo mukobwa abayatangiye kwiyitaho no kugira isuku bamwita umwangavu ,ni ngombwa rero ko uwo mukobwa uba avuye mu kiciro cy'abana agiye mu kiciro cy'abantu bakuze ko garagaza isuku aho ari hose no mu byo akora.

IBINTU 7 BY'INGENZI ABANA BATO BAKENERA KU BABYEYI

Mu burere bw'abana bakenera kumva ko baguwe neza kandi ni inshingano y'ababyeyi gukora ibikorwa byereka umwana ko kumererwa neza mu muryango. Mary Kamanzi ufite ubunararibonye mu kurera yatubwiye ibikorwa by'igenzi abana bakeneye ku babyeyi :

Kubihanganira no kubumva : ababyeyi bakwiye kwihanganira abana ariko birinda ko byagera ku rwego rwo guterera gusa na none ntibibe guhora ucunga umwana ahubwo ababyeyi bakwiye kwereka abana urukundo mu byiza no mu bibi. Ababyeyi bakwiye kubihanganira mu makosa menshi bakora bakamenya akwiriye ibihano n'atabikwiriye. Umwana arakosa.

Kumenya intege nke z'umwana bigufasha kumenya uko umwitwaraho kandi niba ubonye amakosa si byiza kumubwira gusa ntacyo uyakoraho ngo umwereke icyo yagakwiye gukora.

Kwirinda kubwira umwana ngo ntiyakoze neza kandi utaramweretse uko yabikora neza mbere .

Guha umwana umwanya no kumutega amatwi (Better communication and more interaction time):gutega umwana ugutwi : kumenya umwana wanjye aravuga iki niyo yacecetse ? Niba umwana yibye amafaranga mubaze neza witonze icyo yashakaga kuyakoresha biratuma akubwiza,ukuri kose umenye uko ugiye kumwigisha.

Kubaha umwana : ababyeyi basaba abana kububaha, abana nabo bakeneye kubahwa nko mu gihe umwana yakoze ikosa si byiza kumukubitira ku karubanda, icyiza mujyane mu cyumba umuhane umuganiriza ku ikosa hakoze.

Gufasha umwana kugira intego mu buzima : ibi bituruka mu kubashimira mu byo bakoze byiza no kubigisha inzira bakwiye kunyuramo. Ababyeyi bagomba kwirinda amagambo aca abana intege nka " ntacyo uzimarira" n'ayandi. Mary yagize ati "Iyo ibiranga umwana (identity) byangiritse byangiza ahazaza he(destiny)"

Kugira intego ni ukubanza kwigirira icyizere, gutahura ko Imana yagukunze utari wabaho nibyo byambere bifasha umuntu kugira intego y'ubuzima.

Kwemera inshuti z'abana bawe : Ni byiza kwemera inshuti y'umwana wawe n'ubwo waba utazishimiye. Niba inshuti ye iguteye impungenge aho kuyimubuza ako kanya wageragezа kuyimenya kurushaho waba ubishoboye ukayifasha niba ubona ari umwana ubikeneye. Ugomba kuzirikana ko utazahorana n'umwana ngo umuhitiremo inshuti nziza , ibyo byagifasha kumenya uko umuyobora mu kubana n'abandi.

Kumva amarangamutima y'umwana : ni byiza kureka umwana akerekana amarangamutima ye kandi ukagerageza kuyumva no kumwereka ko kugira ayo marangamutima ntacyo bitwaye.

kugira umutekano, Kumutoza ikiinyabupfura no kumukosora:Umwana akeneye kurindwa kuko bimutoza kubaha kandi umubyeyi akirinda guhana umwana asa naho ari kwishimisha. Intego y'igihano igomba kuba ari ugukosora umwana gusa ntibe ari iyo kwikuraho umujinya umubyeyi yatewe n'amakosa y'umwana.

MENYA KUGANIRIZA UMWANA WAWE

Iyo umuntu akiri muto, usanga akenshi yihatira kubaza ababyeyi be ku byo agenda abona ndetse akabagisha inama ku byo yifuza gukora, byazagirira akamaro ahazaza he heza.

Ibi ariko umuntu abikora agendeye ku bimubaho mu buzima bwe bwa buri mu munsi (byiza cyangwa bibi); kubera ko aba afitiye icyizere ababyeyi be. Gusa na none biterwa n'umuco cyangwa imibanire y'ababyeyi be kuko akenshi hari aho usanga umugabo aba atinyitse mu muryango, abana bagatinya kugira icyo bamubaza. Icyo gihe iyo umwana agize ikibazo nta wundi akibwira uretse mama we kuko aba yumva ko azamugerera byoroshye kuri papa we cyane nk'iyo hari ubufasha yari amukeneyeho.

Imyifatire nk'iyi rero ngo si myiza, kuko usanga iyo nta kiganiro cyabaye hagati y'abana n'ababyeyi babo, bishobora kuba byazagira ingaruka zitarinzi mu mikurire yabo. Kuvugana (la communication) hagati y'umubyeyi n'umwana, ni uburyo bwiza umwana ambiriramo umubyeyi we akamuri ku mutima. Ntabwo biba byoroshye na gato ku mubyeyi, ariko ni byiza gufata iyambere ukegera umwana, ukamubaza mu magambo yoroheje niba yagize umunsi mwiza (igihe avuye nko ku ishuri), cyangwa se niba nta kibazo yahuye nacyo ku ishuri.

Ibi bizamwereka ko nibura hari umwanya umuha mu buzima bwe nk'umubyeyi we. Hari igihe ashobora kukwihorera kubera ko atashye ananiwe, cyangwa ashonje, ariko burya iyo amaze kuruhuka amaze nko gufungura ni akanya keza ko kumubaza uko umunsi wamugendekeye. Aha ni byiza ko wamubwira ibyo cyera wakoraga bigatuma utsinda kuko byamwongerera umuhate (motivemotion) mu masomo cyangwa mu buzima yifuza kuzabamo mu gihe kiri imbere. Hari igihe ushobora kubaza umwana uko ku ishuri bimeze, akagusaba ko muhindura ikiganiro cyangwa ukabona ashaka kukunyuza mu yindi nzi icyo gihe uba ugomba kwitonda ndetse ukamukurikiranira hafi, kuko akenshi hari impamvu iba yamuteye kubiguhisha.

Zimwe mu mpamvu zatuma umwana ataganira n'umubyeyi we:

Mugihe umubyeyi abura umwanya kubera akazi: icyo gihe umwana ntabasha kubona umubyeyi we. Burya ngo abana ni abarimu bakuru, rero barareba kandi baratekereza. Ugomba kwitonda, kandi ukareba kure nk'umubyeyi, kuko n'ubwo uhihibikana ushaka ibyo kurya cyangwa se n'amafaranga y'ishuri ku mwana, ugomba no kumenya ko burya umwana akeneye indero y'umubyeyi wamuhaye ubuzima

Iyo ufite ingeso yo kubwira nabi umwana uje agusanga: Umwana igihe aje agusanga rimwe na rimwe arira, aba akeneye ko umuhoza. Ugomba kwirinda kurakazwa n'ikosa yakoze ahubwo ukihutira kumenya impamvu ya muteye ishavu. Kuko iyo weretse umwana ugusanga ko utamwitayeho, bishobora gutuma atazongera kumva akwisanzuyeho. Birashoboka ko umwe mubo mubana yaba yakurakaje, icyo gihe ugomba kwihangana ntuture umwana wawe uwo mujinya watewe n'undi muntu.

Agira icyo avuga ku buryo umubyeyi agomba kwita ku mwana we Tiffany Field, Umuyobozi mu ishuri rikuru rikora ubushakashatsi mu bijyanye no gukoranaho (le toucher), riri ahitwa Miami muri Leta Zunze ubumwe z'Amerika, ya gize ati: "Gukora ku mwana ni ikintu cy'ingenzi ku girango umenye niba amereweza, kuruta uko wamukoresha undi mwitozo".

Kumena ibanga ry'ibyo waganirijwe n'umwana: Igihe umwana akubwiye amabanga ye nk'umubyeyi, nyuma ukamuvamo ukabiganirira inshuti zawe ,menya ko umwana namenya ko uganiriza bagenzi bawe amabanga aba akubikije, ashobora kutazongera na rimwe kukugirira icyizere, kuko azumva ko wamuvuyemo. Gusa aramutse akubwiye ibintu ukumva bikurenze, wabiganira n'abandi kugira ngo bakugire inama ariko batamenye ko ibyo ubabaza byabaye ku mwana wawe cyangwa undi ubereye umwishingizi.

Igihe birebana n'ubuzima, ni byiza ko wakwegera abajyanama b'ubuzima cyangwa abaganga mu by'imikurire n'imihindagurikire y'umubiri w'umuntu, bakagufasha mu burere uha abana bawe. Kuganira n'umwana wawe si ibyo guhubukira ahubwo ni ibintu bisaba igihe n'umwanya uhagije.
Ni byiza ko ababyeyi bakwihatira kwegera abana babo, kuko bituma babagirira icyizere bityo bakabagira n'abajyana mu buzima bwabo.

UBURYO BWO GUHITAMO UZAKURERERA ABANA IGIHE UZABA UTAKIRIHO

Nyuma yo kwicara nk'umuryango mugatekereza ku mubare w'abana mufite, mukumvikana ku muntu mwumva mwizeye, mwabanza mukibaza ibibazo bikurikira:

1. Ese ni nde wambera umurezi mwiza wita ku bana banjye akamenya ngo bize, akabigisha imico myiza n'ibindi bintu byinshi mbakorera?

2. Ese mu gihe ntazaba mpari azatera iya mbere ancungira abana, abaha ubufasha bukenewe igihe bikenewe?
Twifashishije urubuga rwa Internet msn.com, dore ibintu umunani wagenderaho uhitamo uzakurerera abana mu gihe uzaba utakiriho:

1. Uwo muntu agomba kuba akuze, afite hejuru y imyaka 18 y'amavuko.

2. Agomba kuba akundwa n' abana bawe kandi bamwiyumvamo.

3. Agomba kuba yiteguye gufata inshingano nk' iz'umurezi akaba n'urugero rwiza ku bana bawe.

4. Ukwiriye guhitamo umuntu musangiye bimwe mu mico nk'idini, imyitwarire, uburere n'ubuzima muri rusange.

5. Guhitamo umuntu ufite ubuzima buzira umuze, kuko abana bakenera kubaho badahuzagurika,batabona umwe none ngo ejo babone undi.

6. Uwo muntu agomba kuba azita ku migendekere myiza y'ubuzima bwabo kandi akabakunda akanabitaho nk'uko wabikoraga.

7. Kureba niba yiteguye gufata inshingano zose kandi abifitiye igihe gihagije cyo kuzita ku bana bawe.

SIBYIZA GUSHYIRA UMWANA KU IZUBA RYINSHI

Abajyanama ku buzima bemeza ko atari byiza ko umwana ajyanwa ku zuba. Umwana utarageza ku mwaka umwe ngo ntago ari byiza ko ajyanwa ahantu hari ubushyuhe bwinshi cyangwa se izuba rikabije, gusa na none ngo si byiza kumushyira ahantu hafunganye cyane.
Nk'uko destinationsanté.com ibitangaza, ngo nubwo kurinda umwana izuba bitoroshye, buri mubyeyi agomba kwirinda gusohokana umwana hagati y'amasaha ya saa tanu z'amanywa na saa kumi z'umugoroba (11h00'-16h) ngo kuko muri aya masaha imirasire y'izuba iba ishobora kugira ingaruka mbi cyane ku muntu ufite uruhu rutarakomera.

Abahanga bavuga ko atari izuba gusa umwana ukiri muto agomba kurindwa, kuko ngo n'urusaku rwinshi rugira ingaruka ku matwi ye nk'uko Dr Didier Boucarra, Umuganga mu Bitaro bya Beaujon i Paris, mu gihugu cy'u Bufaransa yabisobanuriye destinationsanté.com dukesha iyi nkuru.

Ikindi kandi umwotsi w'itabi ushobora gutera umwana ibibazo by'indwara zo mu matwi nk'umuhaha. Aha rero ababyeyi banywa itabi bakaba basabwa kuba barireka cyangwa se bakajya barinywera kure y'aho umwana ari ku buryo umwotsi utamugeraho.

SI BYIZA KO ABANA BAREBA TELEVISION NYUMA YA SAA MOYA Z'UMUGOROBA

Abana bareba television (TV) cyangwa bagakina imikino ya Video (Video Game) mugihe cyo kujya kuryama bimeze nk' ikiyobyabwenge bita Caffeine kuri bo, nk'uko tubikesha health.com.

Umuhanga mu bwubwanditsi akaba n' Umushakashatsi mu bumenyi (science) witwa Michell Garriso(PhD), ukorera mu kigo cyitwa "Seattle Children's Research Institute" avuga ko abana bavuye ku ishuri bakareba television cyangwa bagakina imikino kuri ecran za video nyuma ya saa moya z'umugoroba, bagakina nk' iminota igera kuri 30, muri bo 28% bagira ibibazo byo gusinzira mu majoro yose y'icyumweru.

Ibi bitandukanye n'abana bareba television cyangwa bagakina imikino ya video mbere ya saa moya za nimugoroba, kuko kuri abo, 19% muri bo babona ibitotsi byinshi mu gihe cyo kuryama.

Garrison avuga ko Televisio n'iyo mikino bigira uruhare mu misinzirire y'abana kubera ko bibarangaza cyane kugera no ku mikorere y'ubwonko bwabo.

Ikindi ni uko imikino ya nimugoroba ibangamira ubwiyongere bw'umusemburo bita melatonin ; umusemburo ugira uruhare nijoro mu gikorwa cyo gusinzira no gukanguka. Garrison asobanura ko urumuri ruturuka kuri television na za mudasobwa rugira ingaruka ku bwiyongere busanzwe bw'uwo musemburo bita melatonin.

INAMA 5 ZO KURINDA URUHU RW'UMWANA WAWE

Uruhu rw' abana usanga rworoshye cyane kurusha urw' abantu bakuru, ari na byo bituma ahanini usanga rwakwangirika byoroshye. Dore inama 5 z'ingenzi duha ababyeyi mu rwego rwo kurinda uruhu rw' abana babo.

1. Ababyeyi basabwa guhitamo amavuta cyangwa ibindi bikoresho by'isuku bidakoranye amabara menshi n'imibavu (parfum) bitewe n'uko ibyinshi biba birimo ibibujijwe. Umubyeyi asabwe kujya usoma ku mabwiriza ari ku macupa, akareba niba byemewe kandi byapimwe na muganga w'uruhu.

2. Murinde izuba kubera ko rimutwika uruhu, cyane mu myaka ya mbere ye kugira ngo umugabanyirize ingaruka zo kurwara kanseri y'uruhu naba mukuru. Rinda ko umwana wawe yajya ku zuba cyane mu gicamunsi iyo ricanye cyane, bivugwa ko hagati ya saa ine na saa kumi n'imwe.

3. Mwambike imyenda imurinda izuba, umusige n'amavuta amurinda imirasire y'izuba. Murinde amavuta arimo produit zitwa PABA zishobora kwangiza uruhu rwe, kandi ntukibagirwe n'iminwa ye.

4. Ku mwana ufite amezi 6 si byiza ko wamushyira ku zuba, ugomba kumutwikira kandi ukamujyana ahantu izuba ritari. Utu dupira duto bita t-shirt na two ntitwizewe kuko tutarinda neza imirasire y'izuba, ahubwo wamwambika imyenda idacamo imirasire y'izuba ikaba ari iyitwa UVA na UVB.

5. Murinde kuba yakwegerana n'amatungo yo mu rugo wirinde ko ayo matungo yakwinjira mu cyumba araramo, mu rwego rwo kumurinda amoya azivaho, umurinde imibavu wisiga nk'umuntu mukuru, n'imyenda ikoze mu mpu, ahubwo umwambike imyenda iri mu bwoko bwa coton kandi mu gihe ugiye kuyimwambika ugomba kumva niba imeshe neza ,nta mpumuro z'imibavu zirimo.
Mu gihe agize ikibazo ku ruhu, wihutire kumuvuza kwa muganga w'uruhu wizewe bitarakomera.

Tubikesha : www.topsante.com

IBIZAMINI BYA ADN BISHOBORA GUFASHA UMUBYEYI GUHITIRAMO UMWANA WE SIPORO YAKUNDA

Ibizami bya ADN bishobora gutuma umenya siporo yabera umwana wawe, gusa ngo ibi bizami ntabwo ari buri wese ushobora kubikoresha, nk'uko tubikesha 7sur7.be.
Iyi ADN rero ngo muri Amerika hari ibigo bibiri biyigurisha aho ababyeyi benshi bitaborohera kubibona, gusa ngo ababyeyi bazikoresha baba bifuza ko bazabona abana babo bakora siporo biyumvamo ku buryo bayigira n'umwuga, ndetse n'abifuza gushimisha abana babo.

Nyamara rero abahanga mu bya siporo bemera ko iki kizami cya ADN atari cyo gishobora gutuma umenya siporo yabera umwana wawe, ngo kuko ushobora gusanga ijyanye na we ariko ntayikunde, ikindi kandi ngo ntabwo ari ko buri gihe biba byizewe.

Nk'uko Larry Lauer, umuyobozi w'uburezi mu kigo cya Michigan cyigisha ibya siporo yabisobanuye, ngo ibizamini byo mu maraso ntibishobora kwerekana urukundo umwana yagirira siporo iyi n'iyi, ko ahubwo ubushake agira mu kuyikora ari bwo bwerekana urukundo ayifitiye. Bityo rero ngo kuba umubyeyi yahitiramo umwana siporo bitewe n'ibizami bya ADN ngo bikaba bishobora gutuma umwana ayikora ntayitsinde kuko atayikunda.

Larry Lauer akomeza avuga ko ibyiza ari ukureka umwana akihitiramo siporo we yumva imubereye kandi akunze, hanyuma umubyeyi akaba ari yo amufashamo kuko ngo ari yo ashyiramo imbaraga. Nyamara ngo akenshi iyo bayimuhitiyemo bimuha amahirwe make yo kuba umuntu ukomeye muri iyo siporo kurusha uko we yayihitiramo.

NI GUTE WARINDA UMWANA GUKURANA IKINYOMA

Abana bigishwa ko kubeshya ari bibi, nyamara akenshi usanga abana benshi babeshya cyane kugera ku bugimbi cyangwa ubwangavu ndetse ngo hari n'abageza ku myaka y'ubukure.
Ni ryari abana babeshya cyane?

Hagati y'imyaka ibiri n'ine ngo abana babeshya cyane mu rwego rwo kwirinda guhanwa. Abahanga mu by'imitekereze basanze ko hagati y'imyaka itatu n'itanu abana batangira noneho kwiga kubeshya ariko mu ibanga.

Umushakashatsi muri Kaminuza ya Montréal muri Canada, yakoze ubushakashatsi mu rwego rwo kwerekana ko ikinyoma kigenda cyiyongera uko umwana agenda akura. Aha yasabye abana kureba ku rukuta hanyuma bagafora ibintu afite mu ntoki bagendeye ku majwi. Mbere yo gusubiza uyu mugore yabanje gusohoka ariko asaba aba bana kudahindukira kugira ngo badakopera, nyamara ntibyababujije.

Nyuma rero ubu bushakashatsi bwerekanye ko abana bafite imyaka itatu bemeye ko bakopeye ; naho 95% by'abana bafite imyaka 6 bo barabihakanye. Uku kubeshya rero ngo bikaba cyane igihe umwana atangiye amashuri abanza, ariko ngo iyo birenze imyaka irindwi ngo ubwo aba azabikurana.

Ni gute warinda umwana gukurana ikinyoma?

Kang Lee, Umwarimu muri Kaminuza ya Toronto yavuze ko kugira ngo urinde umwana gukura abeshya hari uko wamwitwaraho. Ngo igihe uje ugasanga umwana yamennye amata ngo ntuzahite umubaza ngo ni wowe wamennye aya mata, kuko ngo ibi bizatuma yumva ko umurakariye bitume akubeshya, ngo ahubwo ni byiza kumubwira uti ngwino dusukure aha hamenetse amata.

Kubeshya rero ku mwana ntago ari ikibazo, gusa ngo biba ikibazo igihe umwana abikomeje na nyuma yo gutangira amashuri abanza. Aha ni ho umubyeyi aba agomba kugeragza kumukosora.

Tubikesha: 7sur7.be

IBY'AMARIRA Y'ABANA

Ngo iyo ufashe urukero rurimo kubaza igiti, ingwa irimo kwandika ku kibaho ukabigereranya n'urusaku rw'umwana urimo kurira ngo usanga urusaku rw'umwana ari rwo rubangamye kubirusha nk'uko byashyizwe ahagaragara n'ubushakashatsi bwakozwe na Kaminuza ya New Paltz i New York n'iya Massachusetts.
Nk'uko tubikesha urubuga: www.7sur7.be, ngo abakoze ubu bushakashatsi bakaba baritaye

ku kumva urusaku rw'ibintu bitandukanye mu munota, bakaza gusanga ngo urusaku rw'umwana urize ari rwo rutera buri muntu kurwibazaho kurusha izindi, yaba umugabo cyangwa se umugore ngo bikaba bibabangamira ku buryo bumwe.

Rose Marie Sokol Chang, umwe mu bakoze ubu bushakashatsi yavuze ko uko byagenda kose, iyo wumva umwana arira ugenda ugabanya imbaraga mu byo wakoraga, gusa ngo ni byiza, kuko iyo umwana arize bituma yumvwa. Rero nk'uko inzogera itabaza ikubangamira iyo ivuze ariko ukanga ukayumva, ngo ni na ko bimeze ku rusaku rw'amarira y'umwana.

UKO UBWONKO BW'UMWANA BUTANGIRA GUKORA AKIVUKA

Iyo umwana akivuka, ubwonko bwe buhita butangira akazi kabwo ko kwibuka no gufata acyo abonye cyose, kandi uko amezi agenda ashira ni nako utunyangingo tw'ubwonko twe tugenda dutumanaho, bityo akazi kagatangira.

Urubuga www.magicmaman.com ruvuga ko ngo hari amoko abiri y'inzibutso (souvenirs) binyuze mu gukora k'ubwonko bwe gutandukanye.

Hari ibyo amenya abyigishijwe bisanzwe, nko mu kwiga ururimi, kubara n'ibindi.
Hari n'ibyo amenya uko agenda akura bitewe n'ahantu ari, abo agenda ahura na bo ndetse n'ibyo agenda abona bidasanzwe.

Mu bwana ngo uku kwibuka guterwa n'uko umwana agenda akura ntigutandukanye no kwiga k'umwana n'ubwo we hari ibyo aba atashobora kwisobanurira, aho usanga mu mezi ya mbere umwana amagambo yose ayagira amajwi adasobanutse.

Igihe cy'ubuhinja rero ngo gishobora kuba cyakwibukwa,ya majwi umwana akazayahinduramo amagambo asobanutse.

Amagambo avugiwe imbere y'umwana agira akamaro mu guhindura imitekereze y'umwana kuko ya majwi ye ayahinduramo amagambo meza mu kwiga ururimi kwe (l'apprentissage de la langue).

Ni yo mpamvu ubwonko bw'umwana bushobora gusigarana ijambo ridasanzwe cyangwa ritandukanye bitewe n'ubuzima yanyuzemo.

Uko ururimi rugenda rwiyongera no kwiyongera kw'ibitekerezo, ibyo umwana aba ashobora kuba yakwisobanurira birahinduka maze umwana agahamana ibyo yumva.

Nk'uko kwisobanurira k'umwana kuba guhambaye mu myaka ya mbere, hari ibyo agenda yibuka uko agenda akura hakaba n'ibindi adashobora kwibuka biba biri ahantu bibitse (disque dur de la mémoire).

Mu bwonko, agace kitwa la structure limbique kazwiho kuba ari ko kabika ibyo umwana yagiye ahura na byo byose mu bubiko (le cortex). Ibi ntibiba bikiri ukwibuka ibyabaye gusa, no kwiga ibindi bishya na byo bikurikiraho nko kugendera ku igare, kwiga gukina imikino itandukanye nta kibimwibukije.

Uru rubuga ruvuga ko iyo umwana akivuka imitekarereze ye iba ikora bivuze ko hari byinshi agenda abika bityo ububasha bwo gutekereza buhinduka mu myaka ye ya mbere.

SOBANUKIRWA N'UMWUMA KU BANA

Ubusazwe indwara y'umwuma ni mbi cyane ariko byagera ku bana bikaba akarusho kuko batakaza amazi menshi cyane mu mubiri kandi ubundi umubiri w'umuntu ugizwe n'ibice birenga gato mirongo irindwi ku ijana (70%) by'amazi.
Dore ibintu bishobora gutuma umubiri w'umwana ubura amazi ahagije kugeza n'aho ashobora kuba yazahara cyane akaba yabura n'ubuzima bwe igihe haba nta gikozwe mu maguru mashya ngo atabarwe.

1. Kwandura ama-mikorobe atandukanye : Aha twavuga nka virusi cyangwa bagiteri (infection virale ou infection bacterienne) kuko bishobora gutuma umwana aruka cyane, agahinda umuriro mwinshi cyane, bigatuma abira ibyuya byinshi cyane.

2. Kwandura indiririzi (parasites): Aha twavuga nk'inzoka zo mu nda zikunze kwibasira abana bato kubera isuku nke y'aho baba barererwa ndetse n'amafunguro bahabwa, hanyuma rero izo ndiririzi zikarya ibyari gutunga umubiri wabo.

3. Kugira udusebe mu kanwa bakunze kwita ubugendakanwa: Ibi na byo ntabwo bituma umwana atabasha kurya, kunywa no konka

4. Kunyaragura cyane biterwa no kuba umwana arwaye indwara y'igisukari (diabete) bigatuma atakaza amazi menshi mu mubiri, ntabashe gusimburwa.

Ibimenyetso umwana urwaye umwuma ashobora kugaragaza

1. Amaso yahenengeye,

Ubusanzwe, amaso agizwe ahanini n'mazi. Ni yo mpavu ahenengera iyo umuntu yatakaje igice kinini cy'amazi mu mubiri

2. Nta marira

Ubusanzwe iyo umwana arize hagomba kuboneka amarira atemba ariko muri iki gihe amarira arabura, kubera umubiri uba watakaje amazi menshi

 3. Umwana atakaza ibiro cyane

4. Umwana yuma iminwa ndetse no mu kanwa hakabura amatembabuzi

5. Umwana agira inyota nyinshi cyane mu minsi ya mbere ikagenda igabanuka uko iminsi yicuma n'ikibazo kikarushaho gukomera.

Uburyo bwakoreshwa mu kurinda abana umwuma

Kubera ko twabonye haruguru ko umwuma uzahaza abana bato, ni yo mpamvu tugomba gufata ingamba zo kuwurwanya byihuse.

Muri izo ngamba, twavuga:

1.Kwihutira kujyana umwana kwa muganga

2.Kumuha amazi asimbura ayo yatakaje byihuse atarazahara cyane

3.Kumenya imvo n'imvano y'umwuma, hanyuma igakemurwa

4.Kugirira isuku ibikoresho

5.Konsa umwana nibura amezi atandatu utaramuvangira bimwongerera amahirwe yo kutarwara ibisebe byo mu kanwa bikanamurinda n'indwara zimwe na zimwe.

MBESE KURIRA GUKABIJE KU BANA MU MEZI ATATU ABANZA NI INDWARA?

Ubundi abamenyereye umwuga w'ububyaza bemeza ko kurira k'umwana ukivuka kuba ari ikimenyetso cy'uko ari muzima. Bityo ugasanga iyo umwana avutse ntarire hakorwa ibishoboka byose kugira ngo uwo mwana arire kuko iyo avutse ntarire aba afite ikibazo cy'ubuzima gitewe n'uko aba yavutse ananiwe cyangwa yaragize ibindi bibazo bitandukanye nyina amutwite ndetse bishobora no guhungabanya ubuzima bw'umwana hatagize igikorwa mu maguru mashya ngo yitabweho by'umwihariko.

Kurira k'umwana ni ibisanzwe kuko ni bwo buryo amenyekanishamo ibimubangamiye nko gusonza, kunanirwa, kuba akeneye guhindurirwa imyambaro, kumva akeneye uwamuba hafi akamukinisha cyangwa se indwara.

Hari igihe umwana arira buri kanya cyane cyane mu mezi ye atatu ya mbere. Uku kurira kukaba guhangayikisha ababyeyi cyane. Iyo uganiriye na benshi mu babyeyi bavuga ko ngo umwana arwaye icyo munda. Abenshi mu babyeyi bo mu byaro bihutira kwahirira abo bana bato ibyatsi bya Kinyarwanda mu rwego rwo kubavura icyo mu nda.

Nyamara nk'uko bitangazwa na Morris Wessel , impuguke ku ndwara z'abana, uku kurira k'umwana gukabije (infant colic) gushobora no kumara amasaha agera kuri atatu mu munsi cyane cyane umwana akimara konswa ku buryo kumuhoza bigorana cyane. Zimwe mu mpamvu nyamukuru zitera uku kurira zirimo kuribwa mu nda ku isonga (gastrointestinal pain). Ibi bigaterwa n'uko amara y'umwana aba arimo yaguka mu gihe cy'igogorwa maze bigatuma ababara cyane ko uruhinja ruba turagakomera. Na none kurira bishobora guterwa n'ubundi bubabare nko kuribwa mu matwi(otitis media), mugiga (meningitis), indwara z'ubuhumekero cyangwa se ibindi bibazo bishingiye kubyo baba babindishije urwo ruhinja bitaruha amahoro cyangwa se bitanafite ubuziranenge. Imyitwarire y'ababyeyi b'umwana nayo igira ingaruka ku mwana ukiri muto cyane cyane iyo bahora mu mwiryane cyangwa se nyina w'umwana adatuje(anxiety). Hari n'abandi bana bakunze kurira buri kanya kandi bikabije bitewe n'uko bavutse bigoranye(birth trauma) cyangwa se bamwe bakarira mwene ako kageni bitewe no kugira ngo bivure umunaniro ndetse hakaba n'abandi bikundira kwiyumvira ijwi ryabo barimo barira.

Niyo mpamvu ababyeyi badakwiye kwihutira guhamurira abana imiti ya gakondo ngo barabavura icyo munda gusa batabanje kujya kwa muganga ngo bamenye neza igitera umwana ububabare cyangwa se indi mpamvu runaka ituma arira bikabije. Niba rero umwana wawe arira bikabije bitewe no kuribwa mu nda, ni byiza ko wareba umuganga akakugira inama ku byo ugomba kurya nk'umubyeyi wonsa cyane ko hari bimwe umubyeyi ashobora kurya bikaba byaba nyirabayazana wo kuribwa mu nda k'uruhinja aribyo bitera icyo benshi bita icyo munda(infant colic).

Hari ibyo umubyeyi ufite umwana ufite ikibazo nk'icyo cyo kuribwa mu nda akwiye gukora mu rwego ro kumuhoza:

• Korera massage umwana wawe kunda kandi ugerageze kumuterurira ahagana ku rutugu kugira ngo abashe gutura umubi

• Niba wonsa gerageza kwirinda zimwe mu ndyo zishobora gutuma umwana wawe agira icyo kibazo cyo kuribwa mu nda aribyo bituma arira. Mu byo ugomba kwirinda bituma igogorwa ry'amashereka ridakorwa neza mu nda y'uruhinja harimo amata, kafeyine, amashu, brokoli n'ibindi bitera imyuka mu nda y'umwana.

• Gerageza igihe uteruye umwana wawe kumubyinisha mu mpande zitandukanye ndetse ni biba akarusho bijyane n'ijwi bityo bizafasha umwana kumva atekanye.

Elizabeth Pantley atanga inama ko umubyeyi yareba muganga mu gihe cyose kurira k'uruhinja guherekezwa no kuruka, igihe umwana atiyongera mu biro, igihe cyose uku kurira gukabije kurengeje amezi ane, igihe cyose uruhinja rugaragaza kubabara , igihe umwana afite umuriro n' igihe adashaka guterurwa cyangwa kwitabwaho cyangwa igihe umubyeyi yumva uku kurira kumutera kurakara no kumva yihebye.

IBITOSI BY'ABANA BIGOMBA KWITABWAHO N'ABABYEYI

Ni ukubera iki abana barira buri gihe nimugoroba mu masaha amwe? Ni gute se wamushyira mu gihe cyiza cye cyo gusinzira? Umuganga.com twagerageze kubashakira ibisubizo.
Urubuga www.doctissimo.fr rwanditse ko abana bakunda gusinzira cyane ariko kubishaka

bigenda bihinduka vuba bijyanye n'imyaka yabo, ni yo mpamvu n'ababyeyi babo bagomba kugendera ku rujyano (rythme) rw'iyo mihindagurikire.Ni gute se wahitamo uburyamo? Ni ngombwa se kumuryamisha mu cyumba cy'ababyeyi?

Abana ntibasinzira kimwe kabone n'ubwo baba banganya imyaka, na nobe kandi uko baba babikeneye si nk'abantu bakuru. Imyaka yose yaba afite, umwana aba akeneye ahantu hatuje mbese haberanye no gusinzira mu gihe aruhuka.

Catherine Salinier, umuyobozi mukuru wungirije wa AFPA (Association Française de Pédiatre Ambulatoire), avuga ko umwana yubahiriza gusinzira iyo atuje kandi amerewe neza. Gutuza ntibivuze kuba nk'umurambo, ahubwo yagombye kuba atananizwa ku maywa cyangwa nimugoroba.

Ni iby'igiciro kumenya ibimenyetso by'umunaniro umwana agira nko kudashaka gukina no kurizwa n'ubusa. Iyo bigenze bityo, ntugatinde kuryamisha umwana wawe witwaje ko atari igihe cyo kuryama, cyangwa se uhugiye muri rwishi.

Ariko kandi, hakagombye kubaho igihe ntakuka agomba kuryamiraho n'ubwo usanga bidateye ikibazo cyane kugendera ku masaha agenwe y'umuryango. AFPA ivuga ko atari byiza gukoresha umwana mu gihe amenyereyemo kuryama. Ngo ni byiza kandi kumvisha neza umwana ko ari igihe cyo gusinzira kandi ko agomba kubikora abyishimiye.

Ku bana bakivuka kugeza ku mezi agera kuri atatu basinzira amasaha 3 cyangwa ane uko batoye agatotsi, nk'uko Catherine abivuga. Ngo ni yo mpamvu ari ibisanzwe kubona umwana akangutse nko mu gicuku; nyuma y'iki gihe ngo umwana ntaba agikanguka cyane nijoro ahubwo atangira gukurikiza ababyeyi be.

Umwana uri hagati y'amezi 3 kugeza ku myaka itatu aba agomba kuruhuka inshuro eshatu ku munsi byibuze kuko igihe yaruhuka ari mu rugo ntiyabura n'icyo abona yajyanwe mu myidagaduro n'ahandi.

Nyuma y'imyaka ibiri, kuruhuka byibuze amasaha 2 ya nyuma ya saa sita arahagije muri rusange, ariko biterwa n'uko bimugwa neza, icya ngombwa ni uko yaruhuka.

Kuryama k'umwana ku manywa ntibimubuza gusinzira nijoro ahubwo iyo atasinziriye ku manywa bituma abura n'ibitotsi bya nijoro, ibi bikaba binyuranye n'ibyo ababyeyi benshi batekereza biyumvisha ko aba atagikeneye gusinzira.

Niba umwana wawe ubona adashabukira kuruhuka, ni byiza kumusuzumisha kubera ko hari igihe biterwa n'ibibazo byo mu miryango, n'ibindi bituruka ku babyeyi.

AKAMARO K'IKIBURAMWAKA KU BANA

Abana biga ikiburamwaka mbere y'uko batangira amashuri abanza bagakomereza mu yisumbuye ndetse n'amakuru, ngo baba bagira ubuzima bwiza kuva ku myaka 25, nk'uko bitanganzwa n'abashakashatsi bo muri Kaminuza ya Minnesota.

Steven Reinberg, umunyamakuru w'ikinyamakuru Healthday dukesha iyi nkuru, aratangaza ko abana biga amashuri y'ikiburamwaka mbere y'andi mashuri, bunguka byinshi kurusha abahita batangira amashuri abanza, nko kubona uburezi n'uburere bufite ireme, kunguka ubumenyi ku bijyanye n'imivugirwe y'indimi ndetse n'ubundi bumenyi n'ikoranabuhanga biciriritse byose bibabera impamba ikomeye bitwaza batangiye amashuri abanza, kumenya kubana n'abantu bakiri bato no kumenya ububi bw'ibiyobyabwenge amazi atararenga inkombe. Ibyo ngo bikaba byatuma banakura batarangwaho ingeso mbi, ibyaha n'ubukozi bw'ibibi binyuranye.

Arthur J.Reynolds, Umushakashatsi ku burere n'imikurire by'abana akaba n'umwarimu muri kaminuza igamije iterambere ry'umwana(A University's Institute of Child Development), ngo asanga byari kuba byaragize akamaro kanini ku burezi bw'abana, iyo ubu bushakashatsi buza kuba bwarashyizwe ahagaragara hakiri kare. Ibyo kandi akaba abyongeraho ko ngo abona binafasha abana bakomoka mu miryango ikennye, kuko bibatera kumenyerana n'abana b'ingeri zose, ndetse akenshi bakunguka ubwenge cyangwa bakarusha abitwa ko bava mu miryango idafite ibibazo.

Ku bw'aba bashakashatsi, ngo ni ngombwa ko abana batangizwa ikiburamwaka mbere yo gutangira amashuri abanza, kuko ari ryo pfundo ry'uburezi.

IBYO KUBYARA IMPANGA

Kubyara abana b'impanga biratungurana ku buryo bamwe mu bagore bibababaza. Gusa igifasha igihe habaye ho kubyara babiri ni ukwiha gahunda nk'uko Caroline wabyaye babiri akaba anahagarariye umuryango Jumeaux plus mu Bufaransa abisobanura.

Inkuru dukesha urubuga www.doctissimo.com rwanditse ko atari byiza gutungurwa no kubona ubyaye abana barenze umwe kandi wari utiteguye. Icyangombwa ni ukugendera ku mabwiriza ya muganga.

Iyo bikubayeho ugerageza kugura ibikoresho by'ingenzi ubona byagufasha nka biberons, ibishora, imyambaro, ariko ugomba kubikora udahatiriza.

Aho gutekereza cyane ku bana wabyaye ni ngombwa kugerageza gukora ibigushobokeye mu gushaka ibyo ari byo byose bigushobokeye. Kubagaburira icyarimwe rero bigusaba kugira bibero, niba ari ntazo abana bamenyereze kwihangana.

Kugira ngo utsinde ni byiza kureka kuba nyamwigendaho. Gerageza kwifashisha ubufasha bw'abaturanyi, ababyeyi, inshuti n'umugabo wawe kuko burya ngo muba mukize igikorwa cyo kubyara, ari cyo kinaniza.

Abana bawe bombi ni ab'igiciro, bagomba kwitonderwa ; ni yo mpamvu utakagombye kwigora.

Uru rubuga kandi rutanga inama ruvuga ko ari byiza cyane kuryama kuko iyo umubyeyi nyababiri ataryamye bihagije bimutera umunaniro udashira bityo ba bana bumva vuba imimerere ye na bo bikabangamira.

Ikindi kandi niba ushaka kuryama, burya ngo wabwira umugabo kwita ku mwana umwe byibuze akoresheje bibero maze mukajya musimburana mugasinzira umwe ku wundi.

N'ubwo bitoroshye, ni byiza koroshya ubuzima maze umugabo n'umugore bagafashanya ntihagire uryamira undi kuko byose biba bibareba.

Umugore wiha gahunda ngo ashobora gukora ibintu byinshi nta kimubangamiye. Ni cyo gituma ya mezi ya mbere atatera ubwoba ushoboye kuba yakwiha gahunda wese.

 Kuba umubyeyi afite inshingano zo kwita kuri aba bana, ntibyamubuza kuba yabona umwanya wo gusohoka muri weekend, gusukura imisatsi, kujya mu makinamico kuko bimufasha kuruhuka neza.

Uru rubuga kandi rugira inama abagabo yo kudaterera abagore babo. Ngo byakabaye byiza bashyizeho ingengabihe yo gufashanya no kwerekana urukundo hamwe n'abana babo.

IBINYOBWA BITERA IMBARAGA BYABA BIFITE INGARUKA MBI KU BANA BATO

   Ibinyobwa bitera imbaraga ngo byaba bigira ingaruka mbi ku buzima bw'abana ahanini ngo izo ngaruka zikaba zishingiye ku byo ibyo binyobwa biba bikozemo.
   Ku babyizeho, basanga iyo ibyo binyobwa bikoreshejwe cyane n'abana bato bibatera ibibazo. Abaganga bavuga ko abana bato batakagombye gufata bene biriya binyobwa.

Ngo ibintu bikomeye bituma ibyo binyobwa biba bibi ku banana ibyo bikozwemo nka kafeyine n'ibisa nka byo; bikaba bizwi ko biteza gutera cyane k'umutima n'imfu zitunguranye, nk'uko tubikesha umwanditsi mu gitangazamakuru cyitwa journal pediatrics.

Dr Stevev Lipshultz, Umuyobozi w'Ubuvuzi bw'abana mu Bitaro bya Kaminuza yigisha iby'Ubuganga y'i Miami yavuze ko ababyeyi bagomba kurinda abana babo ibi binyobwa bitewe n'icyegeranyo yakoze ari kumwe n'abanyeshuri baho, bagaragaje ko ibinyobwa byongera imbaraga biba byifitemo kafeyine. Nk'uko byavuzwe haruguru bikaba byateza isesemi no guhitwa. Abahanga bavuga ko bigomba kurwanywa nk'uko barwanya itabi inzoga zisindisha bigashyirirwaho n'ubuvuzi bwimbitse.

Ku bana benshi, urubyiruko, n'abantu badakuze cyan, bamwe muri bo ngo ingaruka z'ibyo binyobwa ntizibura kubagaragaraho ku babifashe ku buryo burenze urugero.

Icyo cyegeranyo cyerekana ko mu myaka 20 ishize ibinyobwa bitanga imbaraga ngo ari bimwe mu byinjirije Leta Zunze Ubumwe za Amerika kandi bifatwa cyane. Mu mwaka wa 2011 hagurishijwe ibifite agaciro k'amadorari miliyari 9 zose. Ubushakashatsi bwagaragaje ko kimwe cya gatatu cy'abana n'abakuru buri gihe bafata ibi binyobwa kandi ngo ingaruka zikaba zidatinda kubagaragaraho iyo babifashe igihe kirekire.

Icyo cyegeranyo kivuga ko ibyo binyobwa biba birimo ibisindisha ku rwego ruto na kafeyine kandi kikavuga ko uburyo bafata ibinyobwa bidasembuye bakabivanga n'ibisembuye bigira ingaruka mbi ku buzima.

Ikigo gishinzwe gupima ibiyobyabwenge mu biribwa no mu binyobwa cyashyizeho gahunda ya code zizajya zipima ibinyobwa bitera ingufu kugira ngo hamenyekane niba nta dose nyinshi irenze urugero baba bashyizemo. Kuva mu Ukwakira kugeza mu Ukuboza hagaragajwe imibare 677 yabyo, muri uyu mwaka hamaze kugaragara 331.

Ibyatangajwe mu mwaka wa 2011 byagaragaje ko hariho abana bangijwe n'ibi binyobwa. Umubare ugaragaza ko abana 300 ari bo bari bihumanye kuri ubwo buryo. Kimwe cya kane cyabo bari munsi y'imyaka 6, ku mibare yakozwe n itsinda ryabigenzuraga.
Iyo mibare rero ikaba igaragara nk'aho ari mito bitewe na miliyoni 2 zigaragazwa buri mwaka ku binyobwa bihumanye. ariko imbonerahamwe yatanzwe mu cyegeranyo cyerekanye , ibimenyetso by'uwatewe ibibazo n'ibi binyobwa ngo bikaba ari iserere, umuvuduko mwinshi w'umutima ,kuribwa mu gatuza, umuvuduko mwinshi w'amaraso,ariko ntibitere imfu z'ako kanya.

 Dr Marcie Scheiner (Greenuich,Connecticut), Inzobere mu buvuzi akaba n'umwe mu bagize komite y'imirire yagize ati "biriya binyobwa nta nyungu bifite nta n'umwanya bifite mu byo abana bagomba gufata mu mirire yabo."

A.P

ICYOMUNDA KU BANA B'IMPINJA NI IKI

Abantu benshi iyo uvuze icyomunda (icyo mu nda) ntibabyumva, cyane cyane abagore bakiri bato usanga bibahangayikisha cyane iyo umwana yarwaye icyo mu nda. Hari n'abumva icyo munda bakaba bakekako ari nk'ikiyoka cyangwa se igisimba kiri munda y'umwana aho akenshi usanga abantu bakuru babwiriza abagore bakiri bato kubaha imiti ya kinyarwanda rimwe na rimwe bakanayibahirira bakabahatira kuyibaha ngo kugira ngo bavure umwana icyomunda.
Mu gushaka gusobanukirwa n'icyomunda icyo ari cyo rero twegereye muganga Ngezahayo Leo, ukorera mu Bitaro Bikuru bya Kaminuza bya Butare (CHUB) maze adusobanurira ko icyomunda ku mwana w'uruhinja ari igihe umwana ukivuka kugera ku mezi atatu aribwa mu nda cyane, rimwe na rimwe akananirwa no gusinzira. Icyomunda rero, muganga Ngezahayo akomeza asobanura ko ari amara cyangwa se urwungano ngogozi rw'umwana ruba rutaramenyera amashereka hanyuma mu gihe rurimo gukora bigatuma amara yikanya cyane bityo bikababaza umwana maze abatabizi bakabyita icyomunda.

Hari ababyeyi rero usanga bibwira ko guha umwana inzoga nka primus byamuvura icyomunda, aho bamwe bafata agafuniko bagasukiramo umwana hanyuma bakamuha, nyamara ngo ibi bishobora kugira ingaruka mbi ku mwana cyane ko ubundi umwana nta kindi kintu aba yemerewe guhabwa mbere y'amezi atandatu uretse amashereka gusa.

Ngezahayo rero akomeza avuga ko uku guha umwana imiti yo mu bihuru ndetse n'inzoga atari byo kuko ngo uku kwikanya kw'amara y'umwana cyangwa se ibyo bita spasm intestinal mu rurimi rw'igifaransa, bigira imiti yo kwa muganga ibivura bityo rero ngo igihe ubonye bikabije, wakwegera ivuriro cyangwa se farumasi ikwegereye ugahabwa imiti yo kubigabanya.

IMPAMVU ZO KURIRA KW'ABANA

Abana bato ngo ntibapfa kurira ahubwo baba bafite icyo bakeneye bityo bagakoresha kurira nk'uburyo bwabo bw'itumanaho kuko baba badashobora kuvuga ngo basabe ibyo bifuza.
Abana bose baririra igihe iki n'iki babishatse. Umwana utarwaye ngo byibura arira hagati y'isaha imwe kugeza ku masaha atatu ku munsi.

Kuko baba badashobora kwikorera ibyo bakeneye rero ngo ni yo mpamvu bakoresha ikimenyetso cyo kurira mu buryo bwo gusaba ibyo bakeneye nk'ibibatunga, ubushyuhe igihe bakonje ndetse n'ibindi baba bakeneye. Aha rero ngo ababyeyi bakiri bato nk'ababyaye ubwa mbere ntibiborohera kumenya icyo aba bana baba bashaka gusa ngo uko iminsi igenda ishira umubyeyi agenda arushaho kubyumva.

Gusa uko umwana agenda akura uku kurira kugenda kugabanuka kuko agenda amenya ubundi buryo bwo kumenyekanisha ibyo akeneye aho aba ashobora gukoresha ibimenyetso akoresheje amaso, guseka ndetse no gusakuza rimwe na rimwe.

Reka turebe rero ibintu bishobora kuriza umwana ndetse n'ibisubizo kuri byo.

Kuba ashonje

Umwana arira akenshi ashonje, nk'uko igifu cye kiba kikiri gito kidashobora kuzura nk'uko kibishaka, niba umwana arize gerageza kumuha ibere ngo n'ubwo atahita arekera aho kurira ugomba kumureka agakomeza konka niba abishaka ngo kugeza ahaze. Naguma kurira hazaba hari ikindi kitagenda.

Kuba atameze neza

Umwana na none ashobora kurira igihe imyenda wamwambitse imubangamiye. Aha ni nk'igihe imufashe cyane, igihe yayambaye igihe kinini akayisobamo cyangwa akayitumamo.

Kuba akonje cyangwa ashyushye

Abana bamwe na bamwe guhindurirwa imyenda no gukaraba ntibabikunda kuko bituma bakonja; aha ngo ni byiza gukarabiriza umwana ahantu hashyushye. Igihe ari ikibazo cy'ubushyuhe, ugomba kumugabanyiriza imyambaro. Kugira ngo umenye ko umwana afite ubushyuhe bwinshi rero ngo ugomba kumukora kunda aho kumukora ku maguru cyangwa ku ntoki kuko byo akenshi usanga bikonje.

Kuba akeneye guterurwa

Igihe wagaburiye umwana, wamuhinduriye, akanga akagumya kurira, ngo aha aba akeneye guterurwa, ibi akenshi ngo umwana abikora igihe yumvise ijwi ry'umuntu.

Kuba afite ibitotsi

Igihe umwana asinzira ngo na byo bishobora kuba impamvu yo kurira; aha rero ngo ni byiza kumujyana ahantu hatuje agasinzira cyangwa se ukamushyira mu mugongo.

Kuba arwaye

Amarira y'umwana kandi ashobora gusobanura ububabare ku mubiri we cyangwa uburwayi runaka, gusa uku kurira guturuka ku burwayi kuba gutandukanye n'ibisanzwe kuko ngo usanga umwana arira bivanze no kudahumeka neza.

Ngo kugira ngo rero wirinde ko umwana wawe yazajya arira kenshi, ni byiza kumwiga ukamumenya kuko uku kumumenya bizagufasha kumenya ibyo akunda. Aha hari ibyo abana bamwe na bamwe bakunda kurusha ibindi, hari abakenera gufatwa mu ntoki ngo kuko ari bwo bumva bafite umutekano, kumva utujwi cyangwa se uturirimbo ngo kuko baba bumva bisa n'igihe bari bakiri mu nda ubwo bumvaga uko umutima w'umubyeyi utera ndetse ngo no kumva umuntu ubakorakora bishobora gutuma barekera kurira.

Igihe rero umwana ahaze, ndetse wagerageje ibi byose ariko akanga akagumya kurira ngo ibyiza ni ukwegera muganga akareba niba umwana nta kibazo cy'uburwayi yaba afite.

SOBANUKIRWA INDWARA Y'UMUSONGA KU BANA

Abanyarwanda basabwe gusobanukirwa indwara y'umusonga, bakayirinda abana kuko ibibasira. Ibi byatangajwe n'ishyirahamwe ry'abaganga b'abana mu Rwanda rifatanyije na Minisiteri y'ubuzima, mu cyumweru cyari cyahariwe ubuzima bwiza bw'umwana n'umubyeyi, nk'uko tubikesha Ikinyamakuru Imvaho Nshya.

Umusonga ni indwara yica abana benshi bari munsi y'imyaka itanu. Buri masogonda 20 ubuzima bw'umwana buratakara. Ku mwana umwe wicwa n'umusonga mu bihugu bikize, abarenga 2.000 baba bapfuye mu bihugu bikiri mu nzira y'amajyambere.

Nyamara, nk'uko tubikesha ishyirahamwe ry'abaganga b'abana mu Rwanda, umusonga ni imwe mu ndwara zishobora kwirindwa ku isi. Ibikoresho bya ngombwa ngo birahari uhereye ku bijyanye no kuwirinda kugeza ku bivura abana bagakira.

Kurwanya umusonga birashoboka. Dr Musiime Stephenson na Dr Lisine Tuyisenge, bamwe mu bagize iryo shyirahamwe ry'abaganga b'abana, babwiye Imvaho Nshya ko Imibare yerekana ko ubuzima bw'abana barenga miliyoni bushobora gukizwa buri mwaka hakoreshejwe inkingo ndetse no kwegereza abarwayi imiti.

Abo baganga bagize bati "Dufatanyije, indwara y'umusonga yaba iya mbere mu zigomba kwitabwaho mu buzima bw'abana ndetse hakabaho no gushora imari mu buryo bwo kuyirinda."

Umusonga ni ndwara ki?

Umusonga ni indwara ifata ibihaha, ikagaragazwa n' inkorora, umuriro, ndetse no guhumeka nabi.

Habaho Umusonga w'igikatu wica. Nk'uko ubushakashatsi mu buvuzi bubyerekana, ngo habaho abana bashobora kwandura umusonga kurusha abandi.

Nko mu bihugu bikiri mu nzira y'amajyambere, ngo abana bari munsi y'imyaka 5 by'umwihariko, abatagejeje ku myaka 2 bibasirwa n'umusonga. Hari kandi abana babana n'abanywi b'itabi ndetse n'ababa ahantu hari umwuka udasukuye (inzu bacanamo cyangwa inzu ibamo amatungo n'abantu). Na none, Abana babana n'ubwandu bw'agakoko gatera SIDA cyangwa izindi ndwara (bwaki, umutima) ndetse n'abana batonkejwe bihagije (nibura amezi 6) bashobora kwibasirwa na yo.

Ibiranga umusonga

Umusonga uterwa na Mikorobe zimwe na zimwe cyane cyane bagiteri (pinemokoke na Hemofilus) na za virus nk'itera iseru.

Ibimenyetso by'umusonga ni inkorora , kugira umuriro, guhumeka nabi (guhumekera hejuru, imbavu zikagwamo ndetse umwana akarira).

Zimwe mu ngamba zo kwirinda umusonga, ni ugukingirwa.

Dr Musiime Stephenson na Dr Lisine Tuyisenge babwiye Imvaho Nshya ko urukingo ari uburyo bukomeye bwo kwirinda umusonga. Mu Rwanda hakaba hari amahirwe y'uko urukingo rw'umusonga ruhari, ku nkunga y'Umuryango Mpuzamahanga utanga inkingo witwa GAVI (Global Alliance For Vaccines and Immuniziation) rukaba rutangirwa ubuntu ku bana.

Icyo ababyeyi basabwa ni ukubahiriza gahunda y'inkingo zose zateganijwe. Banibutswa kandi kugira isuku (gukaraba intoki, kudatekera mu nzu abantu bararamo no kutanywera itabi mu ruhame, birinda kuka imyotsi y'itabi abana babo). Mu kwirinda umusonga, Ababyeyi basabwa konsa umwana igihe kirekire, kunoza imirire y'umwana, kwihutira kugeza umwana wagaragaje ibimenyetso by'umusonga ku mujyanama b'ubuzima kugira ngo amugeze ku baganga babyigiye.

Iyi nkuru tuyikesha: www.orinfor.gov.rw

NI AYAHE MAVUTA WASIGA UMWANA WAWE

Umubiri w'umwana wawe uroroshye cyane ku buryo kuwusiga amavuta abonetse ayo ari yo yose byawutera kwandura indwara z'uruhu ku buryo bworoshye. Ku bw'iyo mpamvu nujya gisiga umwana wawe ujye ukoresha amavuta y'umwimerere akomoka ku bimera mu rwego rwo kwirinda ko utwenge tw'uruhu rwe twaziba biturutse ku mavuta wamusize.

Ese ni ayahe mavuta meza yo gusiga umwana ?

Amavuta akomoka ku bihwagari : aya mavuta aba yoroshye kandi atanga umubiri mwiza. N'ubwo ari meza, impumuro yayo ntikundwa na bambwe mu babyeyi bigatuma batayasiga abana babo.

Amavuta aturuka mu nkeri: aya mavuta ni meza kuyasiga umwana. Gusa akenhi akunze gukoreshwa avangiwe n'andi mavuta.

Amavuta ya gikotoli: aya mavuta ni meza mu gihe cy'imbeho kuko yongerera umubiri ubushyuhe. Aya mavuta akaba asigwa umwana ukunda gukonja vuba.

Amavuta y'inka: aya mavuta atuma uwana agira umubiri mwiza

Muri ariya muvuta akomoka ku bihingwa harimo ashobora kuziba utwenge tw'uruhu akaba ariyo mpamvu umubyeyi agomba kuba maso mu guhitamo amavuta yo gusiga umwana.

Hari kandi n'amavuta ushobora gusiga umwana akabasha gusibanganya inkovu yari afite ukaba wayasanga ahantu haba hazwiho gucuruza amavuta y'abana.

Ababyeyi bagomba kumenya ko hari amavuta wasiga umwana akamutera ibindi bibazo biba byiza iyo ugiye kwa muganga bakaguha andi yo kuyasimbura.

Igihe cyose umubiri w'umwana utawusize amavuta awunogeye, ashobora kuzarwara indwara zitandukanye z'uruhu. Ikindi ngo ni uko guhindaguranya amavuta na byo atari byiza kuko bituma umubiri utagira amavuta umenyera. Bityo rero ababyeyi bakaba basabwa kwita ku mavuta ya gikotoli basiga abana babo hagira ikibazo kivuka bakihutira kujya kwa muganga kuko babanza bagasuzuma uburwayi umwana afite bakabona kuguha andi mavuta yo kumusiga.

IBYO KUVA IMYUNA KW'ABANA N'UKO WABYITWARAMO

Ese umwana wawe yaba akunda kuva imyuna? Byigutera ubwoba kuko nta gishya kirimo, nk'uko bitangazwa n'abahanga mu ndwara yo kuva imyuna.

Niba bibaye dore icyo ugomba gukora

1. Myira umwana vuba:

Kumyira umwana ni cyo kintu cya mbere ugomba guhita ukora warangiza ugakanda buhoro izuru ukoresheje intoki. Ibi bizatuma kuva imyuna bihagarara mu gihe gito.

Kugira ngo amaraso yongere gufata, shaka agatambaro gasukuye neza ukamushyire mu mazuru mbere yo kongera kumufunga izuru bwa kabiri ukoresheje intoki. Ushobora gukoresha na none agatambaro karimo ikibumbe cy'amazi akonje (glaçons) ukakamushyira ku zuru n'abundi. Gusa ntuzakoreshe agatambaro kariho amazi ya Oxygène kuko ashobora gutuma ahita abura umwuka.

Icyo ugomba kwirinda igihe umwana wawe arimo kuva imyuna, ni ukumucurika umutwe uwujyana inyuma kuko bituma amaraso atabona uko asohoka, akaba yamuhera mu muhogo akabura uko ahumeka; ibyo bikaba byanamuviramo urupfu.

2. Ushobora kumuryamisha akaruhuka

Ukimara kubona ko umwana agiye kuva imyuna, ugomba guhita umubuza kwipfuna cyangwa kongera gushyira intoki mu mazuru kuko bishobora gutuma imyuna yongera kuva. Ariko ugomba gusaba umuganga ukurikiranira hafi umwana wawe kuguha amavuta (pomade) agufasha koroshya ikibumbe cy'amaraso bikaba byagufasha guhanagura mu mazuru h'umwana wawe. Igihe nta tubumbe w'amaraso turi kuza, amaraso akomeza kuza nk'amazi ugomba guhita wihutira kujyana umwana kwa muganga bakaba ari bo bareba uko bahagarika iyo myuna.

Kuba ahantu hakoje

Mu gihe cy'imvura aho ikirere kiba gikonje, hakunze kubaho ko abana bava imyuna. Ibi bikaba biterwa no kuba mu bihugu bikonja cyane, bagerageza gushaka ubushyuhe mu buryo bwose bushoboka .Umwuka ushyushye rero utuma mu izuru huma,

amatembabuzi yagombaga gutuma hatabaho kuva imyuna agashiramo bigatuma umawana ava imyuna. Akaba ari yo mwamvu umwana ukunda kugira ikibazo cyo kuva imyuna ugomba kumurinda ahantu hari umwuka ushyushye.

Gusa abantu bakuru na bo bashobora kuva imyuna biturutse ku mwuka ushyushye ariko bikaba biterwa n'uburwayi nk'impyiko cyangwa umuvuduko udasanzwe w'amaraso. Niba ukunze guhura n'ikibazo cyo kuva imyuna usabwe kwirinda kunjywa ibinini bya aspirine igihe cyose ufite aho ubabara mu mubiri ahubwo ukoreshe paracetamol zo zitagira ingaruka mbi ku mimerere y'amaraso (coagulation).

SIPORO ZITANDUKANYE NI INGENZI KU BANA KURUSHA GUKORA IMWE

Nk'uko byasuzumwe na Dr Neeru Jayanthi n'itsinda bakorana rya Loyola University Health System i Calfornia muri Leta Zunze ubumwe za Amerika, ngo sport imwe ikorwa buri gihe itera ikibazo gikomeye cyane cy'ibikomere ku bana.

Nk'uko tubikesha destinationsante.com, ngo abashakashatsi bakurikiranye abana 154 bakora siporo(jeunes sportifs) bafite nibura imyaka 13,muri bo 85 bariho bavurwa ibikomere batewe na sport. Abandi 69 bo nta kibazo bari bafite cy'ubuzima.

Abaganga bakaba baremeje ko 60,4% by'abakomeretse ari abakoraga sport imwe. Abo bakomeretse bagiraga amasaha 11 yo kwitoza mu cyumweru mu gihe abazima bo bakoraga sport amasaha 9 mu cyumweru.

Neeru Jayanthi agaruka cyane ku kamaro ko kugenzura abo bana bakomeretse niba bibanda kuri sport imwe mu masaha arenga 11 mu cyumweru cyangwa niba bakora sport zitandukanye mu masaha 20.

Neeru rero akomeza avuga ko abantu bakwiriye kuba maso ku bijyanye no gukora sport imwe imburagihe. Ni yo mpamvu kandi n'ababyeyi bakwiye guteganya gushyira abana babo mu mirimo myinshi itandukanye aho kubakoresha umurimo umwe.

NI BYIZA KUBAHIRIZA INKINGO Z'ABANA

Gukingiza umwana inkingo zose uko zikurikirana bituma agira ubuzima bwiza kuko n'indwara iyo zije ntizimugiraho ubukana nk'ubwo zigira k'udakingiwe, abantu benshi rero iyo babonye umwana arwaye kandi yarakingiwe bahita basuzugura urukingo nyamara urukingo ntirubuza uwakingiwe kurwara ahubwo rumuha ubudahangarwa bwo guhangana n'indwara yakingiwe.Nk'uko Uwamahoro Pelagie, umuganga ku Kigonderabuzima cya Rango mu murenge wa Tumba mu Karere ka Huye abisobanura ngo urukingo rufite akamaro kanini kuko ngo iyo umwana afashwe n'indwara yakingiwe ashobora kuyikira atiriwe ajya no kwa muganga ngo gukingiza umwana kandi bituma bamukurukirana bakanamusuzuma indwara z'imirire, umubyeyi kandi akaba yabasha gukurikirana ibiganiro bitandukanye ku buzima bw'abana ndetse n'ababyeyi bikamugirira akamaro kuri we ndetse n'umwana we.

Mu nkingo zikingirwa abana harimo urukingo rw'imbasa, iseru, akaniga, igituntu agakwega, Hepatite B (Umwijima wo mu bwoko B), umusonga, bagahabwa na vitamine A.

Umwana rero iyo atakingiwe cyangwa ngo ahabwe inkingo zose uko zitegetswe bimugiraho ingaruka zikomeye kuko iyo arwaye arazahara cyane.

Pelagie kandi avuga ko mu gukingira abana bahura n'imbogamizi zitandukanye cyane cyane nk'abakobwa babyarira iwabo ugasanga ba Se b'abo bana badatuye hafi aho y'ikigo nderabuzima bakabura aho babashakira ngo bakingirwe kuko ba nyina akenshi ntibabakingiza. Icyo rero ngo ni ikibazo gikomeye cyane bityo akaba agira inama abo bakobwa ko bajya bita ku buzima bw'abana babo bakabakingiza nk'abandi.

Muganga Pelagie kandi arakangurira ababyeyi bose kwita ku bana babakingiza inkingo zose uko zateganyijwe na Ministeri y'ubuzima bityo abana bakarushaho kugira ubuzima buzira umuze.

UMWANA N'IKIBAZO CY'AMASO

Igihe umwana wawe asubiye ku ishuri nyuma y'impeshyi ni igihe cyiza cyo gusuzuma niba adafite ikibazo cy'amaso kuko akabazo gato na ko gashobora gutera ingorane, by'umwihariko iyo kaje mu maso.

Nk'uko tubikesha Destinationsante.com, ngo nubwo umwana atakwerekana ikibazo na kimwe, urasabwa nk'umubyeyi kumugenzura cyane kuko kugira ngo umwana abashe gutsinda ndetse no gukora neza ibyo asabwa ku ishuri ni uko aba afite ubushobozi bwo kubona neza.

Umwana wawe agomba kuba areba neza ku kibaho mu buryo bumworoheye kandi akamenya no gusoma neza ibyanditse mu ikaye ye.

Niba umubonye adasoma neza, amaso ye ari umutuku, akunama cyane mu bitabo igihe asoma, igihe yitiranya inyuguti cyangwa agataka umutwe ntutindiganye ahubwo hita umujyana kwa muganga w'amaso.

UBURENGANZIRA BW'UMWANA UFITE ABABYEYI BATANDUKANYE

Mu mpera z'ikinyejana cya 20, ni bwo za miriyoni z'abana zatangiye kugira ababyeyi batandukanye imbere y'amategeko (divorce).

Kwisanga mu bandi bantu birakorwa kandi neza, nyamara ikibazo cyo gutandukana kw'ababyeyi kirakomeza kibababaza ndetse kikaniyongera kugeza na n'ubu, imibare y'abana nk'abo isi imaze kubagwiza. Ibi bikaba bitera ahanini ingaruka mbi kuri abo bana, yewe no mu buzima bwabo bw'imbere bikabakurikirana .

Nyuma y'ubutane bw'ababyeyi, ababyeyi bagomba kuzuza inshingano eshatu ku bana babo.

Inshingano ya mbere :

Bagomba kwimenyereza kujya baha ibikwiye abana babo kugirango bave mu buto bafite uburere cyane igitsure cy'umubyeyi ku mwana bikaba akarusho bityo umwana agakura yumva impanuro y'umubyeyi. Igitsure cy'umubyeyi gishobora gukorwa n'ababyeyi bombi ku mwana/bana babo. Ariko 85 %, bigenwa n'umubyeyi w'umugore. Uburyo bumwe bwiza buba butegerejwe ni inyungu z'umwana.

Inshingano ya kabiri :

Ababyeyi bagomba guha uburere abana babo, mu buryo bwo kubategeka, basa n'ababana ndetsa bakababera imbogamizi zo gukora cyangwa kujya mu bintu bitari byiza uhereye bakiri bato. Mu burenganzira, no mu byo umwana kandi agomba n'uburenganzira bw'uburezi burimo. Hagati y'ababyeyi imbere y'urukiko mu byo bategekwa harimo nko kuba umucamanza ategeka aho umwana agomba kuba buri gihe mbega aho azabarkizwa. Umubyeyi ukwiye gufata umwana nka 85 % ni umubyeyi w'umubabo, nyamara umwana akagira uburenganzira bwisanzuye bwo gusura uwo ashaka wese mu gihe ashaka nk'uko umujuje aba yabigenye. Ubutabera kandi buha uburenganzira bwo kuvuga ku mwana uri hejuru y'imyaka 13, icyo gihe umujiji aganira n'umwana yumva aho ashaka kwibera. Ariko kandi ni ngombwa kumenya ko rimwe na rimwe umwana ufite hafi imyaka 10 afite uburenganzira bwo kubwira umwunganira mu mategeko kumufasha ku cyemezo cyafashwe n'umujiji.

Inshingano ya gatatu :

Umubyeyi udaha igitsure umwana nk'uko biri, kimwe n'udaha uburenganzira umwana bwo kuba aho ashaka aba akwiye gutanga icyiru cy'ibijyanye n'imibereho y'umwana. Ibi bifitanye isano na ressources z'umubyeyi w'umugore ku byo umwana ashaka. Muri ibyo byiru ni nko guha umwana ibikoresho nkenerwa n'umwana, imiririre/ibiryo n'iby'isuku ndetse n'ibyo mu myidagaduro. Igiteranyo cy'icyiru cy'imibereho y'umwana gishobora gusimbuzwa cyangwa gufashwa n'iyunganirwa ryo gutanga ikintu kimeze nka capital cyangwa inyungu (incomes). Noneho umwana akaba asa nk'ufite ikizajya kimuha bya bintu azakenera.

Reka turangize tubabwira ko ibyiza ari uko niba wowe mugore nawe mugabo mushaka kurushinga mwakabanje no gufata umwanya munini wo gutegura k'ubuzima bw'abana banyu mu byiciro bibiri : Igihe muzaba mutakiri hamwe n'abana banyu (mwipfiriye cyangwa Mwaratanye).

KWIGISHA UMWANA KWIJYANA KU MUSARANI

Kwigisha umwana kujya ku musarani nk'abantu bakuru ngo ni ikintu cy'ingenzi mu mikurire ye, gishobora kumurinda ibibazo igihe agiye ku ishuri nk'uko bitangazwa n'ubushakashatsi bwashyizwe ahagaragara na Kaminuza ya Bristol.
Nk'uko 7sur7 dukesha iyi nkuru ibitangaza, ngo umwana aba agomba kwigishwa kujya kuri pot byibura hagati y'umwaka umwe n'umwaka umwe n'igice, naho hejuru y'aha ngo umwana ntibimworohera kubimenyera bityo ngo akaba yajya agira ibibazo byo kwinyarira ku ishuri cyangwa se mu buriri.

Ibi rero ababyeyi benshi ngo ntibabyitaho ngo ahubwo bategereza ko abana babo bagira imyaka yigiye hejuru ngo kubera no kubura igihe ndetse no kutamenya ingaruka bishobora kugira ku mwana, aho ngo abana bamwe na bamwe usanga batangira kwiga amashuri y'incuke bakibabinda, kandi bikaba atari byiza kuko ngo bituma umwana atamenyereza uruhago rwe.

IBINTU 7 BISHOBORA GUTERA UMWANA KUVUKANA UBUSEMBWA

Ubusembwa umwana avukana ni ibintu biba bidasanzwe mu mitere y'umubiri urebeye ku isura cyangwa ishusho umwana aba afite akivuka, ibyo bikaba byaturuka ku bibazo umubyeyi yahuye na byo mu gihe atwite cyangwa bimwe mu byo yariye cyangwa yanyoye bikaba ari bimwe mu bishobora gukurura ubwo busembwa umwana yavukana.

Dr Hategeka Ladislas inzobere mu kuvura indwara z'abana avuga ko ubusembwa umwana avukana ashobora kubuterwa n'ibintu byinshi bitandukanye akeshi bituruka ku byo nyina aba yahuye na byo mu gihe amutwite.

Dr Hategeka Ladislas akomeza atangaza ko bumwe muri ubwo busembwa bushobora kugaragara umwana akivuka cyangwa ntibube bwagaragara bitewe n'uko bwamugizeho ingaruka.

Avuga ko hagati ya 40% na 60% z'impamvu zitera ubusembwa abana bavukana zitazwi neza ariko ko hari ibintu bimwe umubyeyi ashobora gukora, kurya cyangwa guhura na byo bikaba byahumanya umwana atwite ndetse bikamuviramo kuvukana ubusembwa.

Aha yavuze udukoko duto cyane dushobora gufata umubyeyi utwite natwo dutera ubusembwa abana bavukana, aha twavuga nk'ababyeyi batwite banduye nk'agakoko ka rubera (rubella) gatera ubusembwa, iyo umubyeyi utwite akanduye, kagatuma umwana agira ubusembwa ku mutima, kuvukana ishaza, ndetse akavuka adashobora kumva.

Akomeza avuga ko ababyeyi batwite bageze mu gihembwe cya mbere mu byumweru 16 ni bo baba bafite ibyago byo kubyara umwana ufite ubu busembwa igihe bafashwe n'ako gakoko ka rubella. Aka gakoko gaterwa na mikorobe zifata mu myanya ndangagitsina y'umugore yaba atwite cyangwa adatwite.

Nkuko Dr Hategeka akomeza abitangariza Izuba Rirashe ngo umubyeyi na we wanduye agakoko gatera SIDA, mburugu, n'izindi ndwara zandurira mu myanya ndangagitsina ntiyivuze neza ngo zikire ashobora gutera umwana we ubusembwa igihe avuka.

Uruhererekane mu miryango nabyo bishobora gutuma umwana avukana ubusembwa, izi ni impamvu zituruka mu ihinduka rya bimwe mu bigize uturemangingo bita koromozome (chromosomes), utu rero tuba dufite amakuru yose yerekeye imikorere ndetse n'imitere y'umubiri, iyo utu duce twangiritse, bimwe mu bice by'umubiri bikorwa nabi ndetse bikazagaragara nk'ubusembwa igihe umwana avutse cyangwa abaye mukuru, urugero nko kuvukana amaboko mato cyangwa maremare cyane.

Impamvu ya gatatu iterwa na mikorobe yitwa togisopulasima (Toxoplasma), iyi ni mikorobe itera indwara ya (toxoplasmose). Iyo umubyeyi utwite yanduye iyi mikorobe mu gihembwe cya mbere, umwana we aba afite ibyago byo kuzavuka afite ubusembwa bwo guhuma atabasha kubona. Umubyeyi yandura iyi mikorobe iyo ateruye injangwe (ipusi), iyo ariye inyama z'ingurube cyangwa iz'intama zidatetse neza.

Si byiza rero ko ababyeyi batwite baterura injangwe kuko ishobora kubanduza ikanduza n'abo batwite. Impamvu ya kane ituruka ku babyeyi batwite barwaye indwara ya diabete na bo abana babo bavuka bafite ubusembwa nko kuvuka bafite amaguru mato cyangwa afatanye.

Impamvu ya gatanu ni uko inzoga atari nziza ku mubyeyi utwite kuko zitera umwana ubusembwa, kuvukana ubwonko buto n'umutwe muto kuko inzoga zifite imbaraga zo kwinjira mu ngobyi umwana aba arimo (placenta)igihe nyina ayinyoye.

Impamvu ya gatandatu ni uko umwana ashobora guterwa ubusembwa n'imiti umubyeyi yanyoye atayandikiwe na muganga kuko hari imiti imwe n'imwe umubyeyi aba atemerewe kunywa muri rusange.

Iyo miti harimo nk'umuti witwa thalidomide, phenytoin n'indi itandukanye, na yo ngo itera ubusembwa igihe umubyeyi yayinyoye atayandikiwe na muganga.

Impamvu ya karindwi harimo kubura vitamin B12 na byo bitera ubusembwa cyane ku bwonko bw'umwana ndetse akaba yavuka nta bwonko afite cyangwa buri hanze.

Aha avuga ko ari ngombwa ko ababyeyi batwite bajya kwa muganga kugira ngo bahabwe iyi vitamine ndetse no gusuzuma ko umwana batwite nta kibazo afite.

MBESE BIRAKWIYE KO ABABYEYI BARYAMANA N'ABANA BABO BATO

Ababyeyi benshi bibaza niba bagomba gusangira uburiri n'abana babo bato. Inyigo nshya yagaragaye muri revue scientifique américaine Pediatrics yerekanye ko ababyeyi bakira umwana mu buriri bwabo bashobora gusinzira neza kandi ntibihungabanye imikurire y'umwana mu mitekerereze no mu myitwarire.
Nk'uko tubikesha Slate.fr, ngo abashakashatsi bo muri Kaminuza ya Columbia muri Leta Zunze Ubumwe za Amerika babajije ababyeyi 944 aho abana babo baryama buri gihe, biga n'isano iri hagati y'umwana kurarana n'umubyeyi ku mwana ufite umwaka, ibiri n'itatu ndetse n'ingorane ziri ku mwana w'imyaka itanu.

Ubwo bushakashatsi bugaragaza ko gusangira uburiri n'ababyeyi bidatanga umusaruro ushimishije mu kwimenya kw'abana no mu myitwarire yabo.

Umunyamakuru witwa Bonnie Rochman yanditse mu gitangazamakuru cyitwa Healthland ko inama kuri icyo kibazo zihindagurika cyane. Gabriea Barajas, na we yakoze inyigo areba mu bitabo birenga 40 inama ku babyeyi aza gusanga bitavugwaho rumwe n'inzobere n'abaganga b'abana. Rochman yongera kandi kwandika inkuru muri New York Times mu mwaka wa 2007 yavugaga ku ngorane z'ababyeyi mu kugaragaza niba baryama hamwe n'abana babo.

Rochman akomeza avuga ko iyo ubajije ababyeyi niba basangira uburiri n'abana babo, abenshi bahakana ariko bazi ko gusangira uburiri n'abana ari ingenzi cyane kuruta kutabusangira.

Ubungubu, no mu Bufaransa ikibazo kiracyagibwaho impaka ndetse n'ubushakashatsi buracyakomeje kugira ngo bemeze niba ari byo ko ababyeyi basangira uburiri n'abana cyangwa niba bidakwiriye.

IBYIZA BYO KURINDA UMWANA IZUBA RIKABIJE

Izuba rishobora gufata mu buryo butunguranye abana bakina bari hamwe cyangwa utwana duto dusinziririye mu modoka. Bikaba ari byiza ko ababyeyi baba maso bakanamenya ibimenyetso bigaragaza ubushyuhe ku bana kugira ngo babubarinde.

Nk'uko bitangazwa na Topsante.com, abana b'impinja barasinzira cyane, umubyeyi ashobora kwibaza niba amurekeye mu modoka akanuye hari icyo yaba ariko bishobora guteza umwana ibyago.

Ku zuba, ubushyuhe bw'imbere mu modoka bushobora, mu minota 15 kugera ku gipimo cya dogere celicius 30 cyangwa 65(30-65oC) kandi mu modoka ubushyuhe ku mwana bwiyongera inshuro enye zikubye ku muntu mukuru. Iyo rero burenze 400C biba ari bibi cyane ku mwana.

Nk'uko Dr Dominique Brunet umuganga w'abana (pediatre) abivuga ngo ubusanzwe iyo hashyushye, abantu bagira amabara ariko iyo umwana atangiye guhinduka umutuku abira ibyuya, ni ngombwa kumushyira ahantu hakonje.

Hagomba ubushishozi kandi, nk'uko Dr Dominique akomeza abivuga, igihe umwana avuga ko ababara umutwe cyangwa akaruka igihe ariho akinira ku zuba. Niba atakibira ibyuya kandi na byo ni ikibazo gikomeye. Ababyeyi rero bagomba kuba maso ku bimenyetso bidasanzwe ku bana b'impinja, mu gihe ubibonye ushobora kumuha amazi make yo kunywa adakonje cyane cyangwa ukamuha umuti uboneka muri Pharmacie witwa Adiaril cyangwa GES45.

INGARUKA ZO KONKA URUTOKI KU BANA

Konka urutoki cyangwa se kurya urutoki ni imwe mu myitwarire abana bagaragaza, ibi bikaba ari ugushyira urutoki mu kanwa noneho umwana agatangira kurwonka igihe kirekire.
Ibi kandi biboneka no ku bindi binyabuzima harimo ingunge. Nk'uko tubisoma ku rubuga rwa internet Wikipedia, ngo hakoreshejwe ubuhanga bwa echographie, ngo kurya urutoki cyangwa konka urutoki bitangira nyuma y'ibyumweru 15 umugore amaze gusama inda ngo kubera ko ku byumweru 12 umwana ari munda intoki ziba zaratangiye gukorwa, ngo kandi bitewe nuko umwana aba akora movement mu nda ya nyina ibyo bishobora gutuma ashira urutoki mu kanwa agatangira ku rwonka.

Cyakora ngo konka urutoki ku bana bishobora kurangira ku myaka 5 y'ubukure. Iyo umwana akomeje konka urutoki nyuma y'imyaka 5, akenshi ngo biba bigaragaza ko umwana yagize ikibazo mu mutwe nko kudindira cyangwa se ababyeyi be baramukuye ku ibere hakiri kare.

Ababyeyi benshi bakunze gufata ibintu bisharira bagasiga ku ntoki z'abana babo kugira ngo barekere aho konka urutoki ariko ngo ibi ntibibuza umwana konka urutoki.

Nk'uko bikomeza bitangazwa na ruriya rubuga twabonye haruguru, ngo ku bana bari munsi y'imyaka 5, konka urutoki nta kibazo cyangwa se ingorane bibatera, ariko ngo iyo birenze iyo myaka bibuza amenyo yabo gukura cyangwa kumera ndetse akagira n'imiterere mibi.
Kugira ngo umwana atazakomeza konka urutoki ari mukuru, ngo ni byiza ko iyo ababyeyi be

bamukuye ku ibere kare bamushakira ikindi kintu gisimbura ibere nka bibero kuko ngo konka urutoki aba ari ho yumva akura ibyishimo bye. Cyakora ngo bashobora kugana kwa muganga w'imyitwarire y'abantu (psychologue) kugira ngo abahe izindi nama.

INGARUKA Z'UMUBYIBUHO UKABIJE KU BANA

Umubyibuho ukabije ni ubwiyongere bukabije bw'ibinure mu mubiri w'umuntu bikaba byamukururira ibibazo ku buzima bwe.

Nk'uko tubisanga ku rubuga rw'Ishami ry'Umuryango w'Abibubye ryita ku Buzima (OMS), umubyibuho ukabije mu bana ni ikibazo gikomereye isi yose, cyane cyane mu bihugu biri mu nzira y'amajyambere, by'umwihariko mu batuye mu mijyi.

Mu mwaka wa 2010, mu bana bagera kuri miriyoni 42 bari bafite umubyibuho ukabije, muri bo miliyoni 35 bakomokaga mu bihugu biri mu nzira y'amajyambere.

Kubera iki umubyibuho ukabije ari ikibazo?

Umubyibuho ukabije ku bana ni ikibazo gikomeye kuko baba bafite ibyago byinshi byo kugumana uwo mubyibuho mu buzima bwabo bwose cyangwa bagakurizamo impfu zitunguranye bakiri bato biturutse ku ndwara nyinshi zibibasira.

Muri izo ndwara harimo:

-Indwara z'umutima.
-Diyabete
-Indwara z'amagufwa n'imikaya
-Kanseri zimwe na zimwe

Amakuru atangazwa n'uyu muryango akaba avuga ko abantu bagera kuri 2.600.000 bicwa n'indwara ziterwa n'umubyibuho ukabije buri mwaka.

Ni iki gitera umubyibuho ukabije?

Impamvu nyamukuru ngo yaba itera umubyibuho ukabije ni ikinyuranyo kinini kiba hagati y'ibitera imbaraga umuntu aba yinjije mu mubiri n'ibyo yasohoye.

Ubwiyongere bw'umubyibuho ukabije ku bana bukaba buturuka mu:

-Kurya indyo yuzuyemo ibinure. Aha twavuga nk'amavuta menshi, inyama zirimo ibinure byinshi, avocat nyinshi, kandi bikaba byifitemo vitamini n'imyunyu ngugu bikeya.

-Kurya ibinyabisukari byinshi

-Kugabanuka kw'ingendo z'amaguru biturutse kuba abantu basigaye bibera ahantu hamwe n'ingendo bakazikora bari mu mamodoka.

-Kuba abana birirwa imbere ya za televiziyo bityo ntibabone umwanya uhagije wo gukina.

Hakorwa iki ngo duhashye icyo cyorezo?

Umubyibuho ukabije, kimwe nk'izindi ndwara zitandura ushobora kwirindwa.

Zimwe mu gamba zo kuwirinda ni izi zikurikira:

-Kugaburira abana indyo yuzuye, yiganjemo imbuto, imboga n'ibinyamisogwe.
-Kurinda abana kurya indyo yuzuyemo ibinyamavuta byinshi cyane cyane ibikomoka ku matungo.
-Kugabanya kurya ibinyabisukari.
-Gukora siporo ihagije nibura iminota 60 ku munsi.

KUKI ABANA BATO BAKUNZE KURWARA CYANE

Nk'uko tubikesha urubuga rwa internet kidshealth, aho uru rubuga rutangaza ko ubusanzwe abana benshi bava mu nda ya ba nyina ari bazima nta burwayi bafite ubwo ari bwo bwose, igihe na nyina ari muzima. Gusa ariko iyo bamaze kugera hanze bahura na mikorobe ndetse n'utundi dukoko duto cyane dutera indwara, noneho kandi ngo kubera ko ubushobozi bw'umubiri wabo bwo kurwanya indwara buba butari bwakomera cyane ngo bubashe guhangana n'indwara, bituma bazahazwa n'indwara kurusha abantu bakuru.

Umwana wanduye izi mikorobe akivuka cyangwa se amaze iminsi mike avutse, ngo akenshi na kenshi akunda kurangwa n'ibi bimenyetso:

-Kutabasha konka ibere (kwanga ibere)

-Kugira umuriro mwinshi cyangwa muke

-Guhumeka nabi cyangwa se bimugoye

-Kurira cyane kandi igihe cyose adaceceka

-Kuzana uruheri ku mubiri ndetse no guhinduka kw'ibara ry'uruhu

Igihe cyose wabona umwana wawe agaragaje bimwe muri ibi bimenyetso, wakwihutira kumujyana kwa muganga, ngo by'akarusho bikaba bigomba kwihutirwa cyane igihe umwana afite munsi y'amezi abiri.

UBURYO BWO KURINDA ABANA IMPANUKA ZO MU NGO

Mu bitaro ndetse no mu mavuriro atandukanye dukunda kuhasanga abana bato bahuye n'impanuka zimwe na zimwe zigenda zibera mu ngo abandi ndetse bakanabura ubuzima biturutse kuri izi mpanuka kandi hari uburyo bazirindwa. Muri izo mpanuk,a izikunda kwibasira abana harimo nk'ubushye, gufatwa n'amashanyarazi, kugwa mu byumba by'urwogero, kugwa muri za piscine, kugwa ku mabaraza (escalier), kugwirwa na bimwe mu bikoresho byo mu nzu; cyane cyane ibyo mu ruganiriro.

Izi mpanuka nyamara akenshi ziba zishobora kuba zakwirindwa nubwo bamwe mu barera abana cyangwa ababyeyi babyibagirwa cyangwa ntibabyiteho. Dore rero uburyo wakoresha kugira ngo ubashe kurinda umwana impanuka zo rugo.

Ugomba kurinda umwana kujya mu gikoni kuko akenshi ni ho usanga abana bakunda guhira, baba bokejwe n'amakara cyangwa se inkwi ku bateka ku mashyiga. Iyo batokejwe n'ibyo rero usanga bimenaho amazi cyangwa amavuta yatuye ndetse akenshi usanga abana bashaka gukora mu nkono ziba ziri ku ziko, ugasanga bahiye intoki cyangwa se bakitema bigana ibyo abantu bakuru bakora cyangwa se ugasanga banyoye cyangwa bariye ibintu bibisi.

Ikindi ugomba kurinda umwana mu rwego rwo kumurinda impanuka ni ukutamusiga mu cyumba wenyine mu gihe aba ageze mu gihe cyo gukubagana kuko ashobora kurira mu madirishya akaba yagwa inyuma, bishobora no kumuviramo urupfu cyangwa kumugara burundu. Ugomba kandi gushyira udukoresho twabugenewe muri za prise z'amashyanyarazi (cache-prises) kugira ngo umwana atagira ibintu by'ibyuma ashyiramo agafatwa n'amashanyarazi.

Ugomba kandi kwirinda gusiga umwana wenyine mu rwogero (sale de bains) kugira ngo atarya amasabune cyangwa se akaba yanywa amazi mabi, aha kandi ashobora no kugwa muri baignoir ku bazifite akaba yapfa yishwe no kumira nkeri, aha kandi ni kimwe n'abafite za piscine kuko hariya ni ahantu ugomba kurinda umwana muto kuko aba afite amatsiko yo gukora nk'ibyo abona abandi bakora akaba yagwamo. Tuzi ko kandi uretse n'abana bato n'abakuru muri za piscine bagwamo bakahasiga ubuzima.

Ikindi ni uko ababyeyi bagomba kurinda abana kwegera amabaraza, cyane cyane abana biga gukambakamba kuko bashobora kuhavunikira cyangwa se bagakomereka. Kubarinda kuba bari mu ruganiriro bonyine kuko ni ho akenshi haba hari ibintu bishobora kwangiza ubuzima bw'umwana nko kuba yakwikingirana mu byuma bikonjesha (frigo), kuba yahirika televiziyo no kumena ibirahure byanamuviramo gukomereka. Hari abantu bakunda gushyira bimwe mu binyobwa, ibiribwa cyangwa se imiti ahantu abana bashobora kugera; burya na byo ntabwo ari byiza mu gihe ufite umwana muto kuko ushobora gusanga yariye nk'ibinini cyangwa se indi miti ikaba yamwica cyangwa se ikamugiraho izindi ngaruka zitari nziza.

Mu gihe uhitiramo igikinisho azajya yifashisha, ugomba kureba ikijyanye n'imyaka agezemo kuko hari ibikinisho bishobora guteza umwana impanuka bitewe n'uko bikoze. Igihe kandi ufite itungo ryo mu rugo nk'imbwa, injangwe cyangwa inkende, ugomba kwitwararika cyane gusiga umwana wenyine mu rugo kuko rishobora kumugirira nabi.

Babyeyi rero ni ahanyu ho guhitiramo abana banyu aho bagomba kuba bari mu rwego rwo kubarinda impanuka zibera mu ngo.

UMWANA AGENDA ASINZIRA AMASAHA ATANDUKANYE NYUMA YO KUVUKA

Ibitotsi bifasha ubwonko bw'umwana muto kwizubiranya no gukura neza. Umwana muto asinzira cyane mu mezi ya mbere y'ubuzima bwe. Icyo gihe amara asinziriye ni kinini ugereranyije n'igihe amara ari maso.Cyakora ngo usanga uko igihe cyo gusinzira ku mwana kigenda kigabanuka ariko icyo kuba maso cyiyongera.

Nk'uko urubuga santé-médecine.commentcamarche.net dukesha iyi nkuru rubitangaza, ngo iyo umwana avutse asinzira kuva ku hagati y'amasaha 18 kugera ku masaha 20.

-Kuva ku kwezi kugera ku mezi atatu, umwana asinzira kuva hagati y'amasaha 18 kugera ku masaha 19.

-Kuva ku mezi 4 kugera ku mezi 5, umwana asinzira kuva hagati y'amasaha 16 kugera ku masaha 17, aha ngo gahunda y'amasaha umwana asinzira igenda isa n'ihindagurika;

-Kuva ku mezi 6 kugera ku mezi 8, umwana asinzira kuva hagati y'amasaha 15 kugera ku masaha 16;

-Kuva ku mezi 9 kugera ku mezi 12 (umwaka), umwana asinzira hagati y'amasaha 14 kugera ku masaha 15.

Ku kiruhuko cya ku manywa (sieste), umwana muto aba agomba gufata/gusinziraho mu gihe cy'umunsi, ngo giterwa n'ikigero cye.

Nk'uko uru rubuga rukomeza rubitangaza, ngo kuva umwana avutse kugera ku mezi atandatu; ikiruhuko cya ku manywa ni ingenzi ariko ngo ni byiza ko kigabanywa mu byiciro bitatu: icyiciro cya mbere agasinzira mu masaha ya mbere ya saa sita, ibindi bibiri bisigaye agasinzira nyuma ya saa sita.

Ku mwana w'amezi icyenda kugera ku mwaka, ngo ikiruhuko cya ku manywa ahagana mu mpera z'ikigoroba, ahanini usanga atari ngombwa cyane.

UBURYO BWO GUHITIRAMO UMWANA FILM N'IBIGANIRO BYA TELEVIZIYO

Nk'uko Madamu Monique Brachet-Lehur, umuhanga mu bijyanye no kugira inama abantu bafite ibibazo (psycho-analyste) abisobanura mu cyegeranyo yakoze ku ruhare amashusho yo mu bitangazamakuru agira ku ku mitekerereze y'abana, kigasohoka mu mwaka wa 2001 gifite umutwe ugira uti «Influence des images médiatiques sur l'imaginaire des enfants», ngo kugira ngo umubyeyi abashe kugenzura no kwita ku myitwarire y'umwana we aho ituruka, ni byiza ko yakwihatira kureba ubumenyi akura kuri televiziyo akabihuza n'uko abukoresha, byaba byiza akanamuhitiramo filimi n'ibiganiro bishimishije byo ku kigero cyangwa ku myaka agezemo.

Nk'uko uyu mudamu akomeza abivuga, ngo hari ibintu by'ingenzi umubyeyi akwiye gukora kugira ngo arusheho gukurikirana uko umwana we avana ubumenyi kuri televiziyo.

1. Kugabanya igihe umwana we amara areba televiziyo:

Burya ngo mwana uri munsi y'imyaka ine ntaba akwiriye kurenza iminota makumyabiri ari imbere ya televiziyo, kuko kenshi ngo usanga abana bari muri iki kigero baba badafite ubushobozi bwo kwicara hamwe (se concentrer) ngo barebe televiziyo, niyo zaba ari za filimi z'ibishushanyo (dessin animé) abana bakunda.

Cyakora ngo guhera ku myaka itanu ho, kwita no kwitegereza k'umwana kuriyongera ku buryo usanga ashobora no kureba filimi imara isaha imwe. Ibi kandi byemezwa n'abahanga mu bijyanye n'imikurire n'imibereho ya muntu aho bavuga ko uko umwana agenda akura ari na ko agenda agira ubushobozi bwo gukurikira ibiganiro bimushimishije kuri televiziyo.

2. Kurebana televiziyo n'abana:

Ngo amashusho ateye ubwoba cyangwa arimo ubugome usanga yiyandika mu mitwe y'abana bakiri bato. Ibi bikaba byatuma bakura bakunda gukora ibyo babonye mu ma filimi arimo ubwicanyi. Ngo ni yiza rero ko umubyeyi ahitiramo umwana gahunda za televiziyo zo kureba agendeye ku myaka ye ndetse ntatindiganye no kwicara ngo azirebane na we. Ibi ngo bizatuma umubyeyi arushaho gufasha umwana gusobanikirwa n'ibyo areba asubiza ibibazo ashobora kumubaza ndetse na we ubwe ashire impungenge z'uko umwana we yarebye ibiri ku kigero cye.

3. Gushyiraho imipaka yo kureba televiziyo:

Ngo si itegeko ko televiziyo igomba kuba igikoresho cyo gufasha abana kuruhuka cyangwa kunguka ubumenyi.

Ni byiza ko umubyeyi yumvisha umwana ko umuntu adacana televiziyo uko yinjiye mu rugo cyangwa uko yicaye imbere yayo aho ari hose. Umubyeyi agomba kumvisha umwana we ko kureba televiziyo adakwiye kubigira ihame cyane ko bishobora no kubangamira indi mirimo yakagombye gukora nko gusubira mu masomo ku biga bataha. Mu gihe ariko umubyeyi abonye umwana atamwumva, nk'umubyeyi, mubwire ko igihe wageneye umwana kureba televiziyo kirangiye uhite unayizimya; niyivovota umusobanurire impamvu ubikoze. Ngo nubwo umwana aba akiri muto, agera aho akumva ko umubyeyi atamwifuriza ibibi ko ahubwo amushakira ibyiza.

INDWARA ZOROHEREJE ZIBASIRA ABANA ZIKABAZONGA

1. Ibicurane

Ibicurane ni imwe mu ndwara zibasira abana bato dore ko bashobora no kuzirwara inshuro zitari munsi y'eshanu mu mwaka.Ibi bikaba biterwa na virusi nyinshi ziba zigendagenda mu mwuka duhumeka. Kubera ko abana baba bataragira ubudahangarwa bukomeye cyane bwo kubikumira birabibasira, gusa uko bagenda bakura bigenda bigabanuka kuko umubiri wabo ugenda ukora abasirikare bo guhangana n'izi virusi zibitera. Mu rwego rwo kurinda umwana wawe kwibasirwa n'ibicurane ni byiza ko umwongerera ibyo kunywa bihagije, kumuha ibitonyanga bya saline mu mazuru kugira ngo ibimyira biyarimo bishiremo. Niba umwana wawe afite umuriro kandi anaribwa mu gihe abirwaye ni byiza ko umuha paracetamol cyangwa ibuprofen. Abagize umuryango bose bagomba guhora bakaraba intoki muri icyo gihe kugira ngo badakomeza gukwirakwiza ibicurane no mu bandi bana cyangwa n'abantu bakuru.

2. Kubabara mu matwi

Abana bato bakunze kwibasirwa cyane no kubabara mu matwi. Kenshi bigaragazwa n'uko umwana ubona yikurura amatwi cyangwa ukabona ayakubamo ndetse ububabare bwaba ari bwinshi ukabona umwana atangiye kurira kubera ukuntu aba yumva abangamiwe. Kenshi ubu buryaryate bwo mu matwi buterwa n'ubukonje. Niba umwana wawe afite iki kibazo wamuha ibuprofen cyangwa paracetamol mu rwego rwo kumugabaniriza uburyaryate mu gutwi. Ntukagire imiti y'ibitonyanga ushyiramo cyangwa ngo ukoreshe uduti twa pamba twifashishwa mu kuvana ubukurugutwa mu matwi keretse muganga yabanje kubikwemerera. Kenshi usanga ubu bubabare bw'ugutwi k'umwana buterwa na virusi ndetse bukaba bushobora kwikiza.

3. Gukorora

Abana akenshi bakorora iyo bashyizwe ahantu hakonje cyangwa se batafubitswe bihagije. Ibyo bituma ibikororwa bigenda bikihoma mu muhogo aho bituma bahumekera hejuru ndetse bakanatangira gukorora. Ni byiza kureba umuganga w'abana igihe ubona gukorora bikabije kandi byanongerera umwana umuriro dore ko akenshi inkorora iyo ikabije itera umwana kurwara asima. Nubwo gukorora ahanini bihangayikisha ababyeyi ariko ni bumwe mu buryo umwana avana imyanda yo mu gituza ndetse niba mu muhogo ikajya hanze. Igihe umwana wawe ari hejuru y'umwaka umwe ushobora kumuha indimu ivanze n'ubuki biri mu mazi ashyushye ubundi akabinwa.

Murabimenye rero ko hari imiti itari myiza ku bana banyu kandi munamenye imwe mu miti y'ibanze mukwiye guhorana mu kabati. Gusa aha ababyeyi bakwiye kwita ku isuku y'abana babo mu rwego rwo kubarinda indwara z'impiswi ndetse n'izanduza amaraso. Bagomba kandi kutibagirwa kurara mu nzitiramubu ikoranye umuti kuko ari bumwe mu buryo bwo kurinda abana bari munsi y'imyaka itanu indwara ya malariya. Bakwiye kandi no gufubika bana babo kugira ngo babarinde indwara z'umusonga n'ibicurane cyangwa bya gripes nk'uko bikunze kuvugwa zose zangiza imikurire yabo myiza. Ku bana batangiye kurya ndetse banakambakamba bagomba kwitabwaho by'umwihariko yaba isuku yabo, itegurwa ry'ibiryo byabo kugira ngo hirindwe indwara zabavutsa ubuzima. Aha rero akaba ari ah'ababyeyi gutora umuco wo gukaraba intoki n'amazi meza ndetse kandi bakanabitoza abarera abana ku babafite tutibagiwe n'abagize umuryango bose.

UBURYO BWO KURINDA UMWANA WAWE INDWARA

Impuguke mu buzima bw'abana zigira inama ababyeyi kudahora bahata abana babo uruvangitirane rw'imiti igihe cyose hagize akarwara kabafata kuko zimwe mu ndwara barwara zigeraho zikiza. Kudahoza umwana ku miti bifasha umubiri we kugira imbaraga zihagije zo guhangana n'izo ndwara igihe ziba zagarutse. Nyamara hari imiti abaganga b'abana bavuga ko ababyeyi bakagombye guhorana kugira ngo bayitabaze. Ese iyo miti ni iyihe? Ese kuki ari ngombwa kuyiha abana? Muri iyi nkuru dukesha urubuga www.nhs.uk turababwira birambuye ku ndwara z'abana n'imwe mu miti ifashishwa mu kubavura n'ibyo ababyeyi bakwiye kwitwararikaho kugira ngo abana babo bakure ari inziramuze. Ubusanzwe umwana agomba gukingirwa kugira ngo arindwe zimwe mu ndwara zikaze zishobora kumwibasira zikangiza imikurire ye. Muri izo ndwara umwana akingirwa harimo igituntu, imbasa, akaniga, tetanosi, iseru, kokorishe, umusonga n'izindi zimugiraho ingaruka. Nyamara hari indwara zoroheje zibasira abana zigatuma bagira umuriro mwinshi ari nawo mubi ku mwana kuko umukururira ibindi bibazo. Niyo mpamvu abaganga b'abana bagira inama ababyeyi bafite abana bakiri impinja guhorana igipimo cy'ubushyuhe kugira ngo bajye bapima abana babo bamenye niba bafite umuriro mwinshi. Igihe rero babasanganye umuriro mwinshi babaha paracetamol cyangwa ibuprofen.

Iyi miti ifite umumaro wo kugabaniriza umwana ububabare bukomoka ku muriro mwinshi. Aha rero iyo umwana akomeje kuremba umubyeyi akwiye kwihutira kumujyana kwa muganga kugira ngo asuzumwe kuko icyo gihe ashobora kuba afite indi ndwara. Ni byiza ko iyi miti igabanya ububabare buterwa n'umuriro umubyeyi ayihorana kandi akayibika ahantu hatagerwa n'abana kandi hafite igipimo cy'ubushyuhe cyo hagati.

Paracetamol

Tugarutse ku mikoreshereze y'iyi miti, paracetamol ishobora guhabwa umwana ufite kuva ku mezi abiri kuzamura mu rwego kumugabaniriza ububabare ndetse n'umuriro. Gusa ugomba kumuha igipimo cyamugenewe kuko iyo urengeje bigira ingaruka mbi ku buzima bw'umwana.

Ibuprofen

Ibuprofen nayo ihabwa umwana urwaye mu rwego rwo kumugabaniriza ububabare ndetse n'umuriro. Iyi ikaba ihabwa abana bafite kuva ku mezi atatu kuzamura ni ukuvuga bafite kuva ku biro bitanu kuzamura. Mu kuyiha umwana hagomba kwitonda ku bijyanye n'igipimo cyamugenewe. Ikindi kandi ni uko umwana urwaye asima adahabwa ibuprofen.

Imiti ya aspirin ntigomba guhabwa umwana uri munsi y'imyaka 16 keretse igihe yayandikiwe na dogiteri kandi nabwo ni gake gashoboka ko uyu muti wa aspirin uhabwa umwana.

Ku bijyanye n'imiti ya Antibiotics, ngo ntikwiye guhabwa abana kubera ko indwara nyinshi zibasira abana ziterwa na virusi kandi nk'uko bizwi antibiotics zikaba zikoreshwa mu kuvura indwara ziterwa n'udukoko twa bagiteri. Igihe cyose umwana wawe yandikiwe imiti ya antibiotics ni byiza ko ubaza umuganga impamvu ayimwandikiye n'uko izafasha umwana gukira byaba na ngombwa akaguhitiramo undi muti utari uw'ubu bwoko.

Iyo bibaye ngombwa ko umwana wawe ahabwa imiti yo mu bwoko bwa antibiotics, agomba kuyirangiza kugira ngo udukoko twamuteye indwara tubashe gupfa twose. Kenshi ababyeyi bamwe bagira ikosa ryo guha umwana umuti mu minsi itatu babona agaragaza ibimenyetso byo gukira bakayihagarika kandi wenda yari bumare nk'iminsi itanu. Ibi rero bituma indwara yafashe uyu mwana yongera ikagaruka kandi ikaza ifite ubukana burusha ubw'iya mbere ndetse na wa muti ntube ugifite imbaraga zo kwica twa dukoko.

Ukwiye kumenya neza uburyo ugomba guhamo umwana umuti n'igihe ugomba kuwumuhera. Niba ari umuti w'amazi, ibuka guha umwana igipimo yandikiwe na muganga ntukirenze kuko umwana yandikirwa umuti bitewe n'ikigero cye. Ni byiza ko niba uguze umuti muri farumasi ubwira umuganga ikigero cy'umwana wawe kubera ko imiti imwe igenewe abantu bakuru gusa. Buri gihe kandi ugomba gukurikiza amabwiriza aba yandutse ku gifuniko cy'uwo muti igihe cyose uwuha umwana. Igihe wumva ushidikanya ni byiza ko ubaza umuganga uburyo wawukoresha birambuye. Na none kandi igihe ugura imiti y'umwana ugomba gusaba ko uhabwa imiti itagira isukari muri yo igihe yaba ihari. Ikindi cy'ingenzi ugomba kwitaho nubwo bamwe bashobora kutagiha agaciro ni ukureba koko niba uwo muti wemewe , ukanareba igihe uzamara wasanga wararengeje igihe ukawusubiza.

Igihe cyose uhaye umwana umuti ukamugiraho ingaruka nko gusesa ibiheri cyangwa gucibwamo ni byiza kuwuhagarika ubundi ukabimenyesha umuganga akaba yasuzuma umwana akamuha umuti utamugiraho ingaruka.

IBINTU 3 UDAKORESHA UMWANA MUTO IYO WE ATABISHAKA

Waba wari uzi ko hari ibintu badakosha umwana iyo we bwite atabishaka ?Uti ibyo ni ibihe rero? Ni kurya, kwituma ndetse no kuryama.

Mu by'ukuri ibi bintu bitatu bigengwa na nyir'umubiri, icyo umuntu akora gusa ni ugutanga ubufasha kugira ngo bikorwe neza.

Umwana adashatse kurya ushobora no kumukubita ntamire ibyo umugaburiye. Ushobora na none kumwicaza kuri pot, ukamukubita, ukamwemerera ibihembo, ukamugereranya n'abandi ariko atashatse kwituma ibyo byose ntacyo byageraho. Ni kimwe no kuryama nabwo atashatse gufunga amaso ngo asinzire ntacyo wakora ngo ubimukoreshe, kuko n'ubwo ari muto, ni ko Imana yaturemye, umuntu ni umugenga w'umubiri we.

Icyo wakora

Kurya

Ushobora gusanga umwana atarya neza kubera ukuntu bamugaburira mu kavuyo ! Buri kanya aranyoye, buri kanya arariye bigatuma atarya neza ya masaha ye azwi yo kurya. Ikindi ni uko ashobora kuba yikundira kurya igihe ashonje bidatewe n'uko ari amasaha runaka. Igihe atariye neza kandi saa yine, tegereza saa sita niba ari uko ukurikiranya amasaha. Irinde kumutonganya mu gihe atariye neza, ahubwo ukore ku buryo igihe cyo kurya kiba icyo kwishima.

Kwituma

Nabwo iyo umwana agenda asobanukirwa gusaba po (pot) ugenda ubibona, si byiza ko pot imubera ikintu kimuhungabanya(traumatism). Ugenda usanga pampers ntacyo yayikozemo kandi kurya no kunywa bitahindutse, wajya kumwambika pampers akanga mbese ugenda ubona impinduka. Ikindi ni ugushishikarira ko abimenya kurusha ko ubabajwe n'igiciro cya pampers cyazamutse ahubwo ukiga kumukundisha pot ukamujyana gahoro utamushyizeho agahato. Ibuka ko kwituma biterwa n'umubiri we, si amasaha yabugenewe nawe bagutegetse amasaha byakugora !

Kuryama

Nabyo ni ukumufasha kubimenyera ariko mudahanganye. Ushobora nko gushushanya ibikorwa akora mbere yo kuryama ku buryo ushobora kumubaza uti " tugeze ku kihe gikorwa ?" akamenya ko ari kuryama mbese akagira gahunda mu mutwe ariko bigakorwa nk'aho ariho arakina, ku buryo yumva bimushimishije kandi bimuturutseho. Niba ari muto ukagerageza uburyo bwinshi ukamenya ibyo akunda.

Ikindi ukamwiga ukamenya niba yanga urusaku, niba akunda kuryama ahantu hagari mbese kumwubaha nk'umuntu ukareka kwihutira kumujyana uko ubyumva, uko abandi bakora, uko wasomye cyangwa uko abazungu babigenza (nk'uko bamwe bajya bavuga).

Aha rero birasaba ababyeyi n'abarezi kubyitondera kuko uko mugize amakimbirane muri ibi bitatu twavuze, bituma umwana yiga indi myitwarire.

Mushobora gutangira mugira amakimbirane mu kurya, uko iminsi igenda umwana akagorana muri byose kuko muri we yumva ari uguhangana (bras de fer) muri byose. Mbese akagira ngo niko bigenda.

Ikindi hari igihe usanga amakosa ari ay'ababyeyi, barishyizemo uko bagomba kurera umwana. Abana rero baratandukanye niyo mpamvu ushobora kubyara umwana wa mbere akayoboka gahunda washyizeho, wabyara undi ntibigende uko wabipanze. Ikindi ni uko uba utari muri we ngo umwumve uko yiyumva, kuko byagaragaye ko ababyeyi benshi barera abana uburyo bo babyumva batitaye ku byo umwana ashaka. Shishikarira kumenya umwana wawe ibyo bindi bigufashe muri adaptation.

SIPORO KU MWANA IMUFASHA GUKURA NEZA NO GUSABANA N'ABANDI

Akenshi usanga ababyeyi bahangayitse iyo abana babo barimo gukina, ugasanga bafite impumgenge z'uko bakomereka cyangwa se bakaba banavunika, ariko burya iyo abana bakina ni nako baba bakora imyitozo ngororamubiri (Sport) aha rero ubushakashatsi bukaba bwarerekanye ko siporo ari ingirakamaro ku buzima ndetse no ku mikurire y'umwana nk'uko santé-az.aufeminin.com dukesha iyi nkuru ibivuga.

Siporo rero ikozwe neza ku mwana ni ingirakamaro kuko ituma umwana akura neza, imufasha kugira amagufwa akomeye, kumurinda kurwara umutima ndetse n'ibihaha, siporo kandi ifasha umwana mu buryo bw'imikorere y'umubiri we muri rusange siporo ishobora kurinda umwana n'uyikora kwiyongera ibiro ku buryo bukabije (surpoids).

Siporo kandi ifasha umwana mu buryo bw'imibanire n'abandi, inamwigisha bimwe mu bintu bifasha umuntu uwo ariwe wese mu buzima bwa buri munsi nko kwihangana, ikinyabupfura, gushyira umutima ku cyo ugiye gukora (concentration) n'ibindi.

Siporo ishobora gufasha umwana kugira inshuti cyane cyane iyo ayikorera mu dukundi, igira kandi uruhare mu mitere y'umwana cyane cyane nk'iyo agira isoni cyangwa ubwoba bigenda bishira uko bagenda akorana siporo na bagenzi be kandi n'abana b'abanyamahane, siporo ibafasha mu buryo bwo kumenya kugabanya umujinya ndetse no koroherana.

Siporo rero ku mwana ni umwanya mwiza wo kwidagadura n'iyo atagomba guhatirwa kuyikora, bagomba kumureka akayikora abishatse kandi agakora siporo yihitiyemo. Mugihe bamuhitiyemo siporo akora, iyo ariyo yose, umwana agomba gukoreshwa imyitozo ngororamubiri ijyanye n'ikigero agezemo, kandi akana yikora mu gihe gikwiye afite umutekano uhagije.

IBYO KUNYARA KU BURIRI KW'ABANA

Abana bafite hagati y'imyaka 2 n' 5 hafi ya bose baba batangiye kujya ku murongo mbese bakareka bimwe mu bikorwa bajyaga bakora bya cyana nko kwinyarira n'ibindi. Ariko ibi ntibyatera impungenge ababyeyi mu gihe umwana akinyara ku buriri nijoro kandi yarageze muri iki kigero kuko nk'uko ubushakahatsi bwabigaragaje, umwana 1 kuri 2 bari hagati y'imyaka 3 ndetse n'ine (4) banyara ku buriri nijoro kandi nta gikuba kiba gicitse.

Nk'uko tubikesha urubuga www.doctissimo.fr, hejuru y'imyaka itanu (ariko mbere y'imyaka 12), 11% abana barenze umwe ku icumi baba bafite ingorane zo gucunga uruhago rwabo ku buryo baba bashobora no kunyara ku buriri, ikaba ari yo mpamvu umubyeyi atagomba kuvuga ko bizashira uko umwana azagenda akura kuko imibare yerekana ko umwana umwe ku ijana (1%) ashobora kubigumana ndetse no mu gihe yakuze.

Mbere yo kugira impungenge cyangwa kujya kureba umuganga, ugomba kumenya neza niba umwana yihagarika uko bikwiye by'umwihariko mu masaha y'amanywa.

Umwana agomba gutozwa kutifata cyane mu gihe ashatse kwihagarika agahita abivuga, kandi umwana agatozwa kumera neza mu gihe arimo kwihagarika imyanya ndangagitsina ye idafashwe cyane n'ikabutura cyangwa ipantalo yambaye kugira ngo yihagarike kugeza ku gitonyanga cya nyuma.

Ku mashuri ho kandi basabwa guteganya impapuro z'isuku kugira ngo umwana namara kwihagarika abashe kwisukura kandi byibura hagateganywa uturuhuko tugufi (pauses) nka 4 kugeza kuri 6 ku munsi kugira ngo umwana abashe kujya kwihagarika uko bikwiye.

Inama wakurikiza kugira ngo urinde umwana kunyara ku buriri:

-Ntibibujijwe kunywa cyane mu masaha ya kumanywa ariko ukirinda kunywa amazi cyangwa se ikindi kintu icyo ari cyo cyose mbere gato y'uko ujya kuryama.

-Ugomba gukangurira umwana kujya kunyara mbere y'uko aryama

-Gushyira itara rito rihora ryaka gahoro mu cyumba cy'umwana byamufasha cyane mu gihe ashatse kunyara guhita ajyayo.

-Kumufasha kugera mu bwiherero, aha ni ukuvuga ko inzira anyuramo ajya yo igomba kuba ibona (hari urumuri) ndetse n'urugi rw'icyumba ndetse n'ubwiherero rufunguye.

-Kumushakira imyenda yo kurarana(pyjama) itamugora kuyikuramo igihe agiye kwihagarika.

-Kumushyirira ikintu cyo kwihagarikamo (un pot de chambre) iruhande rw'uburiri na byo byamufasha kutanyara ku buriri.

KWAMAMAZA BISHOBORA GUSHORA ABANA BATO MU BIKORWA BIJYANYE N'IMIBONANO MPUZABITSINA

Kuba abana bamwe bafatwa nk'ibicuruzwa cyane mu nganda zikora ibijyanye n'ibikinisho by'abana, bishobora kuba ari ikibazo umuntu wese yatekereza ashyize mu gaciro. Iki gitekerezo nk'uko byanditswe n'ikinyamakuru kiri ku murongo wa internet grazia.fr, uwakizanye ngo asanga abana b'abakobwa uko bagenda binjirwamo n'ibijyanye no kwamamaza ibintu bigezweho mu myambarire y'abagore, bituma ngo ubusambanyi mu bana bari munsi y'imyaka 12 bwiyongera ku buryo bukabije cyane cyane mu bihugu byateye imbere.

Mu myaka yo hambere, abahanzi ngo baba baragiye bavuga ku busambanyi mu bana, nyamara bikurura impaka ndende, urugero rukaba ari umuhanzi wacurangaga gitari Balthus waje kuririmba ku kibazo cy'ubusambanyi mu bana bikabyara impaka z'urudaca mu 1934.

Ku bwa Valentine Faure (Umwanditsi kuri uru rubuga rwa internet) ngo kwamamaza (publicité) bitandukanye n'ubundi buhanzi kuko amashusho akoreshwa agera ku bantu benshi. Akaba asanga ari ikibazo kitareba umuntu umwe ngo ahubwo ni ikibazo kireba umuryango mugari w'abantu (société). Iki kikaba ari ikibazo ku muryango wemera gufata abana bawo ukabajyana mu myitwarire nk'iyo avuga ko igayitse, aho usanga amafoto y'abana bambaye ubusa ku binyamakuru! Ngo muri iki gihe haje abanyamakuru bafotora (paparazzi) ngo usanga bafotora abana bato basutamye bambaye ubusa.

Urugero ni umwana witwa Suri Cruise wafotowe bene ayo mafoto. Ndetse hakaba hari n'andi mafoto ajyanye no kwamamaza yasohotse muri Nzeri 2010: Thylane Blondeau, w'imyaka10 y'amavuko, yasohotsemo ameze nk'umuntu wamamaza imyambaro wabigize umwuga. Ikindi kibazo ugasanga ngo ari uburyo aya mafoto y'abana bato ashyirwa ku rubuga rwa Facebook.

Mu myitwarire y'aba bana batazi kwifatira umwanzuro ngo usanga bitwara nk'ababigize umwuga mu bijyanye no kwamamaza (modèle). Valentine Faure we akaba asanga nta ntambwe n'imwe aba bana batera mu bijyanye no kwimenya ku buryo bworoshye.

Mu gihe ngo bariya bana bamenyera kubonwa n'abantu bakuru bakabakurura (séduire), nta kindi batekereza mu myitwarire yabo uretse kwiyumvamo abantu badasanzwe, ngo ku bw'iyo mpamvu umwe mu nzobere mu mitekerereze (psychiatre) akaba n'umusesenguzi mu mitekerereze (psychanalyste), Didier Lauru yatangarije ikinyamakuru Grazia ko gukurura abagabo mu bikorwa, «Aho umuntu akoresha umubiri we n'imwe mu myanya ndangagitsina», agira ati «Si Umukino w'abana. Nta bushobozi babifitiye haba mu buryo bw'ingufu (physiquement) no mu buryo bw'imitekerereze (psychiquement)».

NI BYIZA KO UMWANA ARYAMA AMASAHA 9

Abashakashatsi bagaragaje ko abana baryama amasaha atari hejuru y'umunani ku munsi bishobora kubagiraho ingaruka kuko ngo bataba baruhutse neza.

Nk'uko abantu benshi bavuga ko kuryama ari ingenzi, ngo ni byiza ko n'abana bitabwaho mu miryamire yabo kugira ngo bibafashe kwirirwa neza nk'uko byagaragajwe n'ubushakashatsi bwakorewe ku bana 142 bo mu mashuri abanza mu gihugu cya Espagne.

Nk'uko aba bashakashatsi bo mu gihugu cya Espagne babitangaje, ngo aba bana bakunze kugira ikibazo cyo kudasobanukirwa n'imibare mu ishuri ndetse ngo n'imyandikire yabo kimwe n'imyumvire yabo mu ishuri ikaba iri hasi. Aba bashakashatsi bakomeza bavuga ko uku kudasinzira umwanya munini ku bana b'imyaka itandatu n'irindwi bishobora kuba biterwa no kumara umwanya munini bareba television cyangwa se bari imbere ya mudasobwa.

Prof. Russell Foster, umwarimu ushinzwe ubuzima bwo mu mutwe muri Kaminuza ya Oxford, yakomeje avuga ko igihe cyose umwana ataryamye byibuze amasaha 9 mu ijoro bimugiraho ingaruka nini cyane mu byerekeye imitekerereze ndetse n'imikorere y'ibintu bimusaba gukoresha ubwenge.

Tubikesha: 7sur7.be

KUTONSA UMWANA NI UKUMWIMA UBURENGANZIRA BWE

Ibi byatangajwe n'itsinda ry'abarimu bigisha mu gashami kigisha iby'ububyaza mu Ishuri Rikuru ry'Ubuzima rya Kigali (KHI) mu mahugurwa yateguwe n'aka gashami mu rwego rwo gukangurira abagore bonsa kwibuka inshingano zabo zo konsa abana.

Nk'uko byatangajwe na Uwimana Cathy ukuriye aka gashami ngo konsa umwana akimara kuvuka ukageza ku mezi atandatu abanza ni uburyo bwizewe bwo guha umwana ubudahangarwa ku ndwara. Yatangaje kandi akaba ko ari n'uburyo guverinoma y'u Rwanda yafashe mu rwego rwo guca burundu ingaruka z'imirire mibi zikunze kugaragara mu bana bari munsi y'imyaka itanu zikunze guhitana benshi mu bihugu bikiri mu nzira y'iterambere. Yatangaje kandi ko Minisiteri y'Ubuzima yafashe ingamba zo kurwanya indwara z'imirire mibi ndetse ikanazirandura burundu biciye mu gukangurira ababyeyi batwite ndetse n'abonsa gukomeza kwita ku ndyo yabo ndetse no konsa umwana amezi 6 abanza nta kindi umuvangiye. Yakomeje yerekana ko kutonsa umwana ari ukumwima uburenganzira bwe nk'uko n'umubyeyi utonsa aba yibujije uburenganzira bwe.Ku kibazo cy'uko hakiri imbogamizi by'umwihariko abakoresha batari bamenya neza umumaro wo konsa, yavuze ko intego y'ayo mahugurwa ari ukwicara bakigira hamwe ingamba zafatwa kugira ababyeyi babashe guha abana babo amashereka n'igihe baba batari kumwe nabo.

Ibindi biganiro byakurikiyeho byerekanye ukuntu amashereka ari ingenzi ndetse n'uburyo bwo konsa umwana neza dore ko benshi mu babyeyi batazi neza uburyo bwo konsa abana babo neza. Nk'uko byatangajwe na Madamu Oliva Bazirete, ngo amashereka ni ingenzi mu mikurire y'umwana. Yatangaje ko umuhondo w'amashereka ari urukingo rw'indwara nyinshi zikunze kwibasira umwana ukiri muto nk'umusonga, gucibwamo, infections n'izindi zitandukanye. Yavuze ko umwana ukimara kuvuka agomba gushyirwa ku ibere mu rwego rwo gutuma amenyerana na nyina, ndetse no gutuma imyakura irekura amashereka itangira gukora. Aha akaba yibukije abanyeshuri biga umwuga w'ububyaza bari muri aya mahugurwa ko bakimara kubyaza umubyeyi bagomba guhita bamushyira ku ibere ntibarenze byibuze iminota 30 batarabikora.

Yakomeje yerekana ko uko umwana agenda akura amashereka nayo agenda agira intungamubiri zikenewe bitewe n'icyiciro runaka agezemo. Ibyo ngo bikaba biterwa n'ihindagurika ry'imisemburo ishinzwe gukora amashereka iri mu mubiri w'umugore. Yasabye ababyeyi ko mu gihe bonsa bakwiye kureka umwana akonka ibere rimwe akaramo amashereka noneho akabona guhabwa irindi kubera ko uko ugenda uhinduranya ibere atamazemo amashereka ngo bituma hari intungamubiri uba umuvukije. Ibi bikaba biterwa n'uko ibere ryuzuye akenshi amashereka umwana akurura bwa mbere aba yiganjemo amazi atarimo ibirinda umubiri ariko uko agenda yonka agenda agera ku zindi ntungamubiri zirimo ibyubaka umubiri, proteyine ndetse n'ibivumbikisho. Ngo byaba byiza umubyeyi afashe igihe gihagije cyo konsa umwana, akirinda kubikora huti huti ndetse kandi akabikorera ahantu hatari ibirangaza kandi umubyeyi akamushyira mu buryo bwiza abasha konka nta mbogamizi iyo ariyo yose.

Abari muri aya mahugurwa kandi babwiwe ku byo bakangurira ababyeyi bonsa gukora birimo kwita ku mirire yabo aho bugomba kurya indyo ituma amashereka aza nk'imbuto n'ibiribwa bikize mu bivumbikisho, bakihata ibinyobwa nk'imitobe ndetse n'amazi ahagije. Banahawe ubumenyi buhagije mu bijyanye no kwigisha ababyeyi uburyo bagomba kwicara igihe bari konsa, uko bagomba gufasha umwana kugera ku ibere ndetse n'uburyo ababyeyi bafashwa guhangana n'ikibazo bamwe bakunze guhura nacyo cyo kubura amashereka.

Mu mbogamizi zagaragajwe zikunze gutuma ababyeyi batonsa ndetse zinatuma batangira guhata abana insimburabere bataruzuza amezi atandatu agenwa n'Ishami ry'Umuryango w'Abibumbye wita ku buzima, harimo kuba ababyeyi bahita basubira ku mirimo yabo itandukanye bakora bityo ntibabone igihe gihagije cyo kubana n'abana babo,umunaniro, ikibazo cyo kwita ku muryango, akamenyero gake, ubwoba, kwiburira icyizere ku babyeyi bamwe, umunabi, iterambere aho bamwe bumva ko guha umwana amata yo mu nganda ari umuderi ndetse no kuba hari abagore bamwe bagifite imyumvire itari myiza yo kumva ko ngo nibonsa amabere yabo azakweduka akaba manini, hakaba n'ikibazo cy'abakora aya mata ahabwa abana bagikomeza kuyamamaza kugeza n'aho baha inkongoro ababyeyi bonsa ku buntu. Haracyari n'ikibazo cyo kuba abaganga bamwe bataramenya umumaro w'amashereka kugeza ubwo bahitamo kubwira umubyeyi guha umwana insimburabere igihe ahuye n'ikibazo cyo kudahita abona amashereka.

Ku kibazo cyibajijwe igihe umubyeyi atwite umwana atarakura niba akwiye gukomeza kumwonsa, herekanwe ko kugeza ubu ubushakashatsi bwerekana ko nta kibazo na kimwe bishobora gutwara umwana. Aha ngo akaba ari imyumvire itari myiza ya bamwe bumva ko konsa utwite ari amahano.

Aya mahugurwa yahawe abiga umwuga w'ububyaza ndetse n'abandi bafite aho bahuriye no guteza imbere igikorwa cyo gukangurira ababyeyi konsa. Aya mahugurwa kandi akaba aje gutegura no guha abanyeshuri ubumenyi bwimbitse bwiyongera ku byo biga mu Ishuri buzababafasha mu kwimenyereza umwuga wabo w'ububyaza ndetse no kuzaba intumwa n'abarimu beza b'umuryango mu gikorwa Ishuri Rikuru ry'Ubuzima ryatangiye ryo kwereka ababyeyi ibyiza byo konsa umwana ndetse no gukangurira ibigo bya leta, ibitegamiye kuri Leta ndetse n'inzego z'abikorera cyo kugira icyumba ababyeyi bonkerezamo gifite ibikoresho bya ngombwa bihagije bifasha ababyeyi gukama amashereka yo guha abana; dore ko amashereka ariryo gaburo ryizewe ndetse rinahendutse ryo guha umwana ukiri munsi y'amezi atandatu. Ibi kandi bikaba biri mu rwego rwo gutanga umusanzu muri politiki yo guteza imbere konsa iri gutegurwa na minisiteri y'ubuzima mu Rwanda.

UBURYO BWO KUGANIRIZA URUHINJA

Kuva umwana akivuka aba ashobora gusabana n'ababyeyi be mu buryo butandukanye nk'uko umuhanga mu bijyanye n'ubuvuzi bw'abana Dr Peyrat yabitangarije pysychologie.com, akanatanga inama z'uburyo ushobora kuganira n'umwana wawe ukiri muto.

Dore rero inama 5 zizagufasha kuganira n'umwana wawe mu gihe ataramenya kwivugira icyo akeneye:

1. Gushakisha ahantu hamubereye

Ubushyuhe, umutuzo no guceceka ni ibintu bitatu bishobora gutuma umwana ahinduka. Ni ukuvuga ko bitewe n'aho umwana ari ashobora kwerekana ko ababaye cyangwa se yishimye. Urumuri, urusaku rw'abantu cyangwa se rw'imodoka mu muhanda, ibi byose bishobora gutuma hari impinduka iba ku mwana mu bijyanye n'ibimenyetso bye akoresha yerekana ibyo akeneye, ngo ni byiza rero ko umubyeyi amenya uburyo umwana akoresha mu kwerekana ibimubayeho bitewe n'ahantu ari.

2. Kumenya icyo akeneye

Akenshi umwana agaragaza ibyifuzo bye akoresheje kurira, aha ngo akenshi aba akeneye guhindurirwa ibyo yambaye, ashonje cyangwa se akeneye umuntu umuba hafi. Muri iki gihe ngo usanga umwana arira cyane bigatuma ababyeyi bamwe nk'ababa bananiwe babangamirwa n'aya marira, nyamara ngo ni ngombwa ko wumva ko hari impamvu itumye arira ndetse ukanabiha agaciro aho kumva ko ari ukukubangamira. Akenshi ngo usanga mu gihe umubyeyi aryamishije umwana akarira ngo ahita yumva ko akeneye gufatwa mu ntoki, nyamara ngo ibi ntaho bihuriye n'ukuri kuko ngo ushobora kuba wamuryamishije agaramye akumva arabangamiwe bigatuma arira, ngo ibyiza rero ni ukumuhindurira uburyo wamuryamishijemo. Ngo ni byiza rero kumva ko mu gihe cyose umwana arize aba afite icyo akeneye kandi nukimukorera atongera kurira kuko ni bwo buryo bwe bwo gusaba icyo ashaka.

3. Kumumenyera uburyo (positions) bumushimisha

Kugira ngo usabane neza n'umwana wawe ukiri muto, ngo ni ngombwa gutekereza neza, ukiga uburyo umwitwaraho ndetse n'uburyo bumubera bwiza. Ikindi kandi ngo nk'uko mu mezi atatu yambere yakumvaga, ngo ugomba gukurikirana ko umwana wawe agukurikiza amaso igihe umuvuye iruhande cyangwa hari ibyo urimo gukora hafi ye. Aha ngo muri iki gihe, kumuryamisha agaramye bizamufasha kwitegereza ibyo urimo ndetse no kumva ibindi birimo kubera hafi ye.

4. Kumufatira igihe

Umwana iyo akivuka ngo aba akeneye kwitabwaho akigishwa uburyo agomba kubaho mu buzima bushya aba yinjiyemo. Uko agenda akura rero ngo hari ubwo atagaragaza ibyo akeneye kuko ngo hari ubwo akurana guceceka ngo ku buryo umubyeyi ashobora kumwereka ko amwitayeho ariko we ntagire icyo agaragaza. Ngo ni byiza rero kumuha igihe gihagije.

5. Kumukorakora

Ubundi intego yo kugirana ubusabane n'umwana ni mu rwego rwo kumwereka ko yitaweho kandi nta cyamuhungabanya. Ibi rero ngo no mu buryo ureba umwana neza, utujwi ndetse n'utugambo umubwira, uburyo umukorakora byose biri mu bituma na we akugaragariza amarangamutima ye. Bityo ya majwi yumva yandi akabasha kuyatandukanya n'ay'ababyeyi be ku buryo yumva ijwi akamenya ngo ni irya papa we, yakumva impumuro akamenya ko ari mama we.

KUDASABANA N'UMWANA BIMUTERA UMUBYIBUHO UKABIJE

Mu busanzwe, tuzi ko imirire mibi ndetse no kudakora siporo cyangwa se imirimo isaba imbaraga ari byo biza ku isonga mu gutera izamuka rikabije ry'ibiro ndetse n'indwara y'umubyibuho ukabije.

Nk'uko byashyizwe ahagaragara n'abashakashatsi bo muri Kaminuza yo muri Leta ya Ohio, ngo abana badasabana n'ababyeyi babo bafite ibyago byikubye kabiri byo kurwara umubyibuho ukabije ugereranyije n'abana bagirana ubusabane n'ababyeyi babo, ibi bikaba byaragaragajwe n'ubushakashatsi bwakorewe ku bana 977 n'ababyeyi babo.

Ubu bushakashatsi rero bukaba bwarerekanye ko ko abana bafite mu kigero cy'amezi 15, 24 na 36 baba bagomba kugira udukino bakina n'ababyeyi babo. Abana rero bangana na 26% batagira ubu busabane hagati yabo n'ababyeyi babo usanga bafite umubyibuho ukabije mu gihe mu bana basabana n'ababyeyi babo 13% ari bo bagira ubu burwayi.

Topsanté.com dukesha iyi nkuru, ikaba ivuga ko abana bahura n'ikibazo cy'umubyibuho ukabije bakiri bato baba bafite ibyago byo kurwara indwara z'umutima, diabete n'izindi. Gukura neza k'umuntu rero ngo ntibisaba gusa kugaburirwa ibikenewe n'umubiri, ahubwo ngo n'ubusabane n'umubyeyi ni ngombwa cyane. Ubusabane hagati y'umwana na mama we rero bukaba ngo bukenewe mbere y'ibindi byose byarinda umubyibuho ukabije.

GUTSINDA MU ISHURI BIFITANYE ISANO NA SIPORO

Uko umwana atsinda mu ishuri bifitanye isano n'uko akora indi mirimo nk'uko bivugwa n'abashakashatsi bahereye ku nyigo 14 zize ku bana barenga 12.000. Inyandiko ikubiyemo izo nyigo ivuga ko imyitozo y'umubiri ifasha ku kongera amaraso na oxygene mu bwonko.

Nk'uko bitangazwa na BBC.com ariko, ngo abashakashatsi bakoze ubu bushakashatsi baturuka muri 'VU University Medical Center muri Amsterdam' bavuze ko hakenewe ibikoresho byizewe neza mu gupima iyo sano mu buryo burambuye.

Dr Amika Singh na bagenzi be bashatse kureba isano iri hagati y'imyitozo y'umubiri(physical activity) n'imyitwarire yo mu masomo kuko ngo amanota y'abana mu ishuri ashobora kugaragaza niba umwana amara igihe kinini mu ishuri n'igihe gito cyane mu mirimo y'amaboko. Ni ku bw'ibyo rero abashakashatsi bakoze inyigo 14. Cumi n'ebyiri zakorewe muri Leta Zunze Ubumwe za Amerika, iyindi imwe muri Canada, naho indi muri Afurika y'Epfo. Bafashe kuva ku bana 53 kugeza ku12.000 hagati y'imyaka itandatu na 18.

Nk'uko uru rubuga rukomeza rubitangaza, ngo abana bitabira imyitozo ngororangingo baniga kubahiriza amategeko. Ibi bikaba bivuga ko aba bana baba bafite ikinyabupfura cyane ku buryo bashobora no kwiga neza babyitondeye (concentrated) nk'uko Dr Amika abivuga.

Abashakashatsi bakaba bavuga ko bahereye kuri ziriya nyigo bakoze, hari isano ifatika hagati y'imyitozo y'umubiri n'imyigire kubera ko ngo imyitozo y'umubiri yongera amaraso n'umwuka (oxygen) mu bwonko. Iyi myitozo kandi igabanya umunaniro igatuma umuntu aruhuka ku buryo umwana yitwara neza mu ishuri.

Dr Singh akaba agira abana inama yo gukora byibuze isaha imwe ku munsi kugira ngo ubuzima bube bwiza. Ariko mu gukora ibi, hari ibigomba kwitabwaho nko kwibaza ubwoko bw'imirimo ari bukore, igihe ayikorera n'ingano y'igihe ari buyikorere.

Muri izi nyigo ngo nta gikoresho gihambaye bapimishije uretse kubaza abana n'ababyeyi babo bakavuga uburyo abana bagiye bakora imyitozo.

Babyeyi rero mujye mukangurira abana banyu gukora imyitozo ngororangingo kugira ngo babashe gutsinda neza mu ishuri.

UBURYO BWOROSHYE BWO KWIRINDA "BRONCHIOLITE" KU BANA

Bronchiolite ni indwara ifata utujyana duto tw'umwuka mu bihaha (petites bronches), iyo ndwara ikaba iterwa n'udukoko twakwirakwiye kandi twandura (le virus respiratoire syncitial). Iyo virus ikaba yandurira mu macandwe, kwitsamura, gukorora, no ku bikoresho byandujwe n'umuntu udwaye grippe cyangwa yabikozeho n'intoki. Niba rero umwe mu bantu bari hafi aho arwaye ibicurane bishobora kuba intandaro ya "ronchiolite" ku mwana wawe.

Nk'uko tubikesha Topsante.com, ngo iyo ushyize mu bikorwa uburyo bw'isuku, ibyago ku mwana wawe byo gufatwa n'indwara ya "Bronchiolite" bigabanuka inshuro ebyiri n'igice.

Iyo ndwara itangira nk'ibicurane byoroheje no kugira umuriro utari mwinshi ariko buhoro buhoro ibimenyetso bikagenda bikomera umwana akaremba ntabashe no kunywesha Biberon bitewe n'uko n'imvubura (secretions) ziba zidashobora kugenda.

Iyo bigenze gutyo rero jya kwa muganga, kuko bakunda kohereza ufite icyo kibazo hitabazwa "Kine respiratoire". Mu buryo bwo kurinda kwandura iyo virus kandi hari ibyo ugomba gukora ku bikikije umwana wawe.

Mu gihe cy'icyo cyorezo cya "Bronchiolite" ugomba gukaraba neza intoki ukoresheje amazi n'isabune inshuro nyinshi ku munsi mu gihe cy'amasegonda 30, kandi ukabyitondera cyane mbere yo kwita ku mwana cyangwa kumufata wirinda no gusoma umwana wawe mu gihe urwaye ibicurane.

Niba ugiye guhindurira umwana urwaye ibicurane ipfuke ku mazuru, wirinde guhinduranya Biberon z'abana batandukanye kandi wirinde kujya cyane ahantu hahurira abantu benshi.

MBESE GUHANISHA UMWANA INKONI BIMUGIRAHO INGARUKA

Ababyeyi bamwe na bamwe bakunze kurakazwa n'abana babo bagahitamo kubahanisha ibihano birimo kubabaza umubiri nko kubakubita. Bene ibihano nk'ibi bishobora gutuma umwana atinya muri ako kanya agaceceka cyangwa agatinya kongera gukora ikosa yahaniwe, ariko ngo ni iby'akanya gato. Mu bushakashatsi bwakozwe mu gihe cy'imyaka isaga 20, bwerekanye ko guhanisha umwana ibihano bimugiraho ingaruka ku mubiri, nyuma mu mikurire ye bishobora kumutera kuzabaho afitiye umujinya abavandimwe be, bashiki be cyangwa basaza be, ababyeyi be, inshuti ze ndetse n'uwo bazashakana.

Abashakashatsi bize ku bihano bihabwa abana bishobora kubagiraho ingaruka ku mubiri mu gihe kirekire. Bagiye babara inshuro umwana yagiye ahanwa ku buryo bwo kumubabaza ku mubiri, nyuma bareba uko yagiye arushaho kugira umwaga n'umujinya (agressivité) uko igihe cyagendaga gihita. Abana bose bagiye bahabwa ibihano bibabaza umubiri bakuze bafitiye umujinya abo bafitanye isano.

"Inkoni ivuna igufwa ntivuna ingeso"

Ku bwa Joan Durrant, wagize uruhare mu bushakashatsi agira ati: "Mu gihe umuntu yazana inkoni aje kugukubita kugira ngo uhindure imyitwarire bituma ubushuti mwari mufitanye burangira. Ibi ni nako ku mwana biba bimeze. Inkoni ntiyubaka."
Ingaruka z'igihe kirekire.

Abana bagiye bahabwa ibihano bibababaza ku mubiri, bakura bafite ipfunwe, bakumva bafite agaciro gake ndetse bakaba bakunda kwiyambura agaciro ka muntu. Ikindi gishobora kuva ku ngaruka zo guhabwa ibihano bigira ingaruka ku mubiri ni ukugira ihungabana, kwiheba, kwiyicisha ibiyobyabwenge ndetse no kumva umuntu yakwiyambura ubuzima. Nk'uko ubushakashatsi bubivuga ngo ibihano birimo ibigira ingaruka ku mubiri bigira ingaruka ku gice cy'ubwonko gishinzwe gukuza ubwenge bw'umuntu ndetse no kumenya ububi bw'ibintu runaka. Ndetse ibihano nka biriya twavuze ngo bigira ingaruka mu kwangiza igice cy'ubwonko gishinzwe ibyiyumvo (emotions) ndetse no kurwanya iby'itwa stress.

Umubare ugera kuri 90% by'ababyeyi babajijwe batanga ibihano bibabaza abana babo

Mu mwaka ushize wa 2011, ubushakashatsi bwagaragaje ko ababyeyi bagera kuri 90% babajijwe bemeza ko batanze ibihano bibabaza umubiri ku bana kugira ngo baceceke cyangwa bareke amakosa babaga bakoze. Icyo gushima ibihugu bimwe na bimwe ku isi byagiye ibishyiraho amategeko aca ibihano bishobora kugira ingaruka ku mubiri w'abana ndetse n'icyo kubakubita kirimo. Ibyo bihugu bivugwa ni nka; Suwede, Costa Rica, Israël, Tunisie, Kenya ndetse n'ibindi bihugu bibuza bene biriya bihano no mu Rwanda ntibyemewe!

KURERA UMWANA UTARI UWAWE UKAMWONSA

Abenshi mu bagore barera abana batibyariye usanga babonsa nk'aho ari abana babo. Umuntu akaba yakwibaza impamvu ibitera cyane ko ibimenyerewe ari uko umubyeyi yonsa umwana yibyariye.

Nyamara ngo konsa umwana urera, cyane cyane iyo akiri uruhinja rwari rukeneye amashereka ya nyina bituma umwana arushaho kwiyumva muri uwo mubyeyi umurera nk'aho ari umubyeyi we wamubyaye. Ibi bikaba byaratangajwe na Anne Schaeffer wonkeje umwana w'umuhungu yareraga, aho akomeza avuga ko ngo iyo ataza kumwonsa atari kwiyumva mu mwana we nk'uko bimeze ubu. Ku bwe ngo kuba yaramwonkeje kandi atari umwana we nta cyo byamutwaye ahubwo byatumye urukundo ruri hagati yabo nk'umwana n'umubyeyi rurushaho kwiyongera.

Ibi kandi byemezwa na Jane Wilder, aho ngo yagerageje gushaka ikintu cyatuma abasha kwiyumva mu mwana arera bikaba ngombwa ko amwonsa bimugoye, nyamara ngo mu myaka igera kuri 17 amaze arera uyu mwana, ngo asanga kuba yaramwonkeje byaratumye arushaho kumwiyumvamo nk'umwana we.

Gusa ngo ntibyorohera abagore bamwe na bamwe kongera kubona amashereka iyo bataherukaga konsa aho usanga bamwe bajya kwa muganga bagahabwa imiti ibafasha kongera kubona amashereka. Ibi byose ngo bakaba babikora kugira ngo babashe kwiyumvamo aba bana baba barera, adore ko baba atari bo babyeyi babo nyakuri.

INKONGORO (BIBERON) ZIFASHISHWA KWA MUGANGA MU KONSA ABANA BATAVUKIYE IGIHE NTA KIBAZO CY'UBUZIMA ZITEYE

Za bibero zikoreshwa inshuro nyinshi igihe babashije kuzogesha umuti witwa « Oxyde d'éthylène (ETO) », zikaba zikunze kwifashishwa mu bitaro baziheramo intungamubiri zitandukanye ku bana bavutse batagejeje igihe, ngo zishobora kwifashishwa kwa muganga kandi ngo nta kibazo na kimwe mu bijyanye n'ubuzima nk'uko ubushakashatsi buherutse gukorwa n'ikigo cy'igihugu gikora imiti n'ibintu birebana n'ubuzima mu Bufaransa (AFMPS).Mu itangazo basohoye bakaba bagira bati "Ikoreshwa rya za Bibero zisanzwe zikoreshwa inshuro 1 gusa, zacaniriwe mu muti wa « Oxyde d'éthylène » mbere yo kuzifashisha kwa muganga, nta kintu na kimwe zahungabanya ku buzima."

Nyamara ariko ubushakashatsi bwakozwe n'ikigo mpuzamahanga gikora ubushakashatsi ku ndwara ya kanseri (CIRC), bwagaragaje ko umwuka wa « oxyde d'éthylène », ukoreshwa mu koza ibintu byifashishwa kwa muganga ushobora kuba watera kanseri bityo bituma babuza kuwukoresha ku bintu bishobora kwivanga n'ibiribwa. Ariko ubu za Bibero zikoreshwa rimwe gusa zikajugunywa, zikaba zifashishwa kwa mu ganga zo ntizirebwa n'uko kubuza gukoreshwa.

N'ubwo bwose ariko bimeze bityo, ibigo bishinzwe kwita ku buzima nk'ikitwa SPF, na AFSCA cyita ku mirire, byose byemeza ko umwuka wa oxyde d'éthylène utemerewe gukoreshwa mu bikoresho bitari ibyo kwa mu ganga bishobora kugira aho bihurira n'ibiribwa, ndetse na za Bibero zigurishwa zitari kwa muganga.

Ku bijyanye na za Bibero zikoreshwa kwa muganga mu gikorwa cyo konsa abana bavutse igihe kitageze ariko, inganda zimwe zemera ko « Oxyde d'éthylène » wakwifashishwa mu gikorwa cyo koza.

Hagati aho, ibihugu bimwe na bimwe byatangiye guca ikoreshwa rya za Bibero zidakoreshwa inshuro imwe. Hagati aho ngo Ikigo cyo mu Bubiligi kitwa « Beldico » gikora Bibero zitari munsi ya miliyoni 20 ku mwaka zikaba zicuruzwa mu buhugu bitandukanye cyane i Burayi.

KONSA UMWANA AKIVUKA BIZAMURINDA INDWARA Z'UBUHUMEKERO BY'UMWIHARIKO ASTHMA

Ubushakashatsi buheruka gukorwa bugatangazwa mu kinyamakuru cy'abanyamerika kivuga ku ndwara zifata ubuhumekero cyitwa « American Journal of Respiratory and Critical Care Medicine" bwemeje ko amashereka umwana yonka ari ingirakamaro mu mikurire ye bukomeza buvuga ko umwana wonse bihagije kuva akivuka aba asa nufashe urukingo rw'indwara zifata ubuhumekero by'umwihariko indwara ya "Asima" ugereranije n'umwana utonkejwe uko bikwiye habe n'iyo nyina yaba hari indwara z'ubuhumekero yisanganiwe.

ubushakashatsi bwakozwe hagati y'imyaka ya 2007 na 2011bukorerwa ku bana bagera ku 1,500 bakurikiranwa kuva bakivuka kugeza bujuje imyaka 14 y'amavuko hanyuma abakoze ubushakashatsi bagerageza kugereranya umuvuduko w'indwara ya Asima ku bana bonkejwe bihagije hamwe no ku bana batitaweho mu konswa uko bikwiye ndetse n'abana batigeze berekwa ibere uko risa hanyuma basanga ko konsa umwa kuva akivuka nta kindi umuvangiye igihe kigera nibura ku mezi atandatu bimuha ubudahangarwa ku ndwara zibasira imyanya y'ubuhumekero bigatuma n'ibihaha bigira ubushobozi buhamye mu kazi kabyo kuko biba bibasha kwakira umwuka uhagije ntibiwutakaze uko byiboneye.

Ubu bushakashatsi bwaje bunyomoza ibyari bisanzweho abantu bakwirakwizaga bavuga ko abagore basanganywe indwara ya Asima bayanduza abana babo mu gihe babonsa, ko konsa igihe kirekire byongerera umwana ibyago byo kuyirwara kuko nuje bwerekana ko konsa umwana bizamwongerera amahirwe yo kutayirwara ugereranije nutonkejwe.

Impuguke ku ndwara ya Asima Dr. Wilfried Karmaus ukorera muri kaminuza yo muri leta ya Karorina ho muri USA yitwa University of South Carolina avuga ko konsa umwana bizatuma ibihaha bye byongera ubunini (volume) bigatuma bibasha kwakira umwuka uhagije hatitawe ko nyina hari indwara y'ubuhumekero yisanganiwe nka Asima. Akomeza atangaza ko ubwiyongere bw'ibihaha burinda nyira byo indwara z'ubuhumekero nka Asima ni yo mpamvu ababyeyi aho bava bakagera baba barwaye cyangwa ari bazima bahamagarirwa konsa bana babo kuva bakivuka.

IBYO GUTETESHA UMWANA

Gutetesha ni imvugo imenyerewe kuvugwa kenshi, abantu bayikoresha mu buryo bugiye butandukanye, banegura cyangwa bashima. Akenshi usanga nk'abantu bavuga ngo uriya mwana yaratese cyangwa se bamureze bajeyi. Gutetesha umwana ntibivuga kutamuha uburere, nk'uko usanga bamwe mu babyeyi babigaragaza. Guteta ni uburyo umwana yitwara akagaragaza gushaka kwitabwaho cyane, gufashwa ibintu byose, guhabwa icyo asabye cyose mbese kuba ariwe witabwaho muri byose, mu gihe icyo ari cyo cyose.

Bamwe mu babyeyi baganiriye n'Imvaho Nshya bavuga ko gutetesha umwana ari uburyo umwana yitwara nyuma yo guteteshwa, biva ku babyeyi kuko nibo baba bayoboye ubuzima bwabo. Umurerwa Alice ni umubyeyi w'abana bane atuye mu mu murenge wa Nyakabanda yagize ati : « mu by'ukuri mbona guteta k'umwana ndetse n'imyitwarire y'umwana biterwa n'ababyeyi ndetse n'abandi baba barera umwana, kuko usibye umwihariko w'umwana ibindi byose agenda uko bamutwaye. Uzasanga nk'umwana ushaka gufashwa ibintu byose n'ubwo yaba amaze gukura akenshi biterwa nuko nta cyizere bamugiriye ngo bamutere imbaraga igihe agize icyo ashaka gukora ».

Hari igihe gutetesha biganisha ahabi

Umurerwa yakomeje avuga ko hari ababyeyi usanga bitiranya gutetesha abana no kubatoza kuba abantu bakuru cyangwa se ugasanga bamwe ntibasobanukiwe icyo gutetesha aricyo no gutoza cyangwa kwereka inzira iboneye icyo aricyo. Yagize ati« hari igihe usanga umwana afite uburere bubi kandi akiri muto. Ugasanga niba ababyeyi basuye abantu bari kumwe n'abana babakojeje isoni. Bitwara uko bashatse bamenagura ibintu, burira ameza, n'umubyeyi yagira icyo abwira umwana amubuza ntamwumve, ukibaza imikurire y'uwo mwana ikakuyobera».

Kaneza Emanuel ni umubyeyi w'abana babiri akaba atuye mu karere ka Nyarugenge , mu kiganiro yagiranye n'Imvaho Nshya yavuze ko ababyeyi nabo bashobora kuba intandaro y'uburere bubi bw'abana babo. Yagize ati« burya akenshi uko wowe umubyeyi witwara ku mwana wawe cyangwa aho akureba nawe niyo mico akunda gufata, by'umwihariko umubyeyi w'umugore dore ko ngo ariwe umarana n'abana igihe kinini kurenza umubyeyi w'umugabo». Yakomeje avuga ko gutetesha umwana atari bibi gusa ngo biterwa n'uburyo umubyeyi abyitwayemo kuko ngo hari n'abakabya.

Urubuga rwa interineti "femme actuelle, relation enfant-maman", rugaragaza ko hari uburyo umubyeyi ashobora kwereka umwana we ko amukunze kandi akanamutetesha, ari nako amwuzuriza inshingano ze atamwishe umutima mu rwego rwo kumutegurira ejo he hazaza no gukurana ubwenge kugira ngo azabe umuntu mukuru kandi utekereza.

Muri ubwo buryo harimo kwirinda kuvuga ibibazo byawe uri kumwe n'umwana wawe, kwereka umwana ko ari uw'agaciro, kwirinda kumusaba no kumutegeka ibyo atageraho, kumwereka inzira ishoboka y'imibereho itunganye kandi myiza ubu ndetse no mu gihe kizaza, gufata igihe cyo kuganira n'umwana mugamije gushimishanya mu bwirana udukuru dusekeje kugira ngo atinyuke kugira icyo avuga. Uru rubuga rukomeza ruvuga ko ubundi buryo ari uko umubyeyi agomba kwirinda guhora agenzura umwana we amuhanze amaso , ni byiza kumugenzura ariko utabimweretse kuko ibyo bimutera kumva ko ntacyo ashoboye kuko atekereza ko utamwizera bigatuma ahora akeneye ubufasha ku bandi.

Ikindi ngo ni uko umubyeyi akwiye kwereka umwana ko afite ubushobozi bwo kugira icyo yakora ntawe umuhagarikiye, kandi ko yagira icyo yimarira ndetse akakimarira n'umuryango ataretse n'abaturanyi, ukamwereka ko umufitiye icyizere. Ibyo umubyeyi abikora agira imirimo amushinga bityo ngo bimufashe kumva ko ari uw'agaciro kandi azumva ko yizewe ndetse nawe asigaye abarirwa ku rutonde rw'abantu bakuru, bityo azatangira ajye yigana abantu bakuze abigireho kandi yihatire no gutera intambwe kubarenza. Umwana akeneye kumenya ko umubyeyi amukunda cyane, ibyo rero ngo umubyeyi akwiye kubimubwira kandi akanabimwereka mu buryo butandukanye kandi busobanutse yaba mu bimenyetso ndetse no mu byo umukorera.

Gutetesha umwana rero ni byiza ariko bigomba kugira aho bigarukira n'uburyo bikorwamo kuko iyo bikabije byangiza umwana. . Hari n'abakura ariko bameze bitewe n'uburyo yakuze ugasanga bimugizeho ingaruka mu buzima bwe bw'ejo hazaza. Uruhare rwa buri mubyeyi rero rurakenewe kuko uburere bwiza nta handi umwana azabukura atari ku mubyeyi.

IMITI Y'AMENYO Y'ABANA IKWIRIYE KWITONDERWA

Inama nkuru y'ubuzima, Conseil Supérieur de la Santé (CSS) mu gutanga inama zijyanye no imiti y'amenyo by'umwihariko ihabwa abana bato iravuga ko hakwiriye gukorwa isuzumwa ryimbitse kuri iyi miti ku rugero rwa Furuwore (Fluor) bitewe n'ibibazo ibatera iyo ibaye myinshi.

Iyi nama nkuru y'ubuzima ihuriwemo n'abakozi bazobereye mu bijyanye n'amenyo, abana, imiti n'ingaruka igira ku muntu ikaba yarize kuri iki kibazo hagambiriwe gusuzuma ku miti y'amenyo cyane cyane ikoreshwa n'abana. Iri tsinda rikaba ryaranzuye ko Fluor ari ngombwa mu miti yoza amenyo ku bana ariko ko atari igipimo icyo ari cyo cyose. Iyi nama nkuru y'ubuzima ikaba yaratangaje ko hagabanywa Fluor iba iri mu miti y'amenyo ku kigero cya 1.450 ppm (partie par million).

Imiti y'amenyo ngo izaba irengeje uyu mubare ikaba izajya ibuzwa gucuruzwa mu mavuriro ndetse no mu maguriro y'imiti. Nubwo aba baganga batangaza ibi; ibinyamakuru byo mu bihugu by'I Burayi byo bitangaza ko imiti myinshi igurirwa mu masoko asanzwe y'I Burayi idakurikiza ibiva kwa muganga.

Inama nkuru y'ubuzima yo ikaba yasabye ko haba igenzura rikaze ku miti y'amenyo ihabwa abana, harebwa udupapuro twerekeranye n'imokoresherezwe yayo. Ikinyamakuru Sud Press kikaba cyaratangaje ko abana benshi bakunze kumira umuti w'amenyo kandi ko ibi bitonyanga bibagiraho ingaruka mu bihe bizaza by'ubuzima bwabo.

Inama nkuru y'ubuzima ikaba yaremeje ko iyi miti itandukanye nka za Geri, za Verini n'ibindi bikoreshwa mu gusukura amenyo byazajya bikoreshwa ku bana bafite amenyo atazongera gukuka. Bakavuga ko hagiye kwigwa ku wundi muti wababera mwiza muri uyu mwaka wa 2012.

UBURYO BWO KURINDA UMWANA UMUBYIBUHO UKABIJE AKIRI MUTO

Mu binyejana 10 bishize, cyane abantu bakuze, babonaga umubyibuho ukabije ku bana nk'ikimenyetso cy'uko bafite ubuzima bwiza. Ariko ngo ni ikosa rikomeye nk'uko Dr Arnault Pfersdorff, umuganga w'abana mu ivuriro rya Sainte Anne ry'i Strasbourg mu Bufaransa, abitangaza mu kiganiro yagiranye na destinationsante kuwa 4 Mutarama 2012.

Dr Arnault aremeza ko iyo mitekerereze idahwitse kuko uwo mubyibuho ukabije, benshi bita ubuzima bwiza, ushobora kuviramo abana indwara y'umubyibuho ukabije cyangwa se "Obesite infantile". Nk'uko akomeza abisobanura, Dr arnault ngo kugeza ubu haracyari imitekerereze ipfuye ku buzima bw'abana, aho atanga urugero ku babyeyi bakibona umubyibuho ukabije ku bana nk'icyerekana ko bafite ubuzima bwiza, ikindi ngo ni abantu barebera ku mubyibuho wa bamwe mu bisekuru by'abana maze bakemeza ko byanze bikunze umwana na we agomba kubyibuha nka bo, ariko ngo ibi byose si ihame.

Ikindi Dr arnault avuga ku mubyibuho ukabije ku bana ngo ni abagore bagira isoni zo kugira abana bananutse, bityo bagakora uko bashoboye kose ngo abana babo babyibuhe bikagera n'aho babyibuha bakarenza urugero. Nyamara ikibazo si ukubyibuha, ahubwo ikibazo ni ukubyibuha bikabije cyane iyo umwana akiri mu kigero cy'imyaka hagati y'ine n'itanu. Dr arnault agira ati "Nk'uko iyo umwana yatakaje ibiro bitera ababyeyi guhangayika, ni nako byagakwiye kumera iyo yabyibushye birenze urugero iyo umwana akiri muto".

Impamvu yo guhangayikishwa n'uko kubyibuha bikabije ku mwana ni uko indwara y'umubyibuho ukabije ku bana (obesite infantile) yibasira abana bari hagati y'imyaka ine n'itanu. Mu rwego rwo kurinda abana iyo ndwara Dr Arnault avuga ko ababyeyi bagomba kumenya neza indyo bagaburira abana babo ko ikwiye. Atanga urugero rwo kwita ku mboga n'imbuto kurusha kubagaburira amafunguro yifitemo amavuta kandi bakabarinda umunyu mwinshi.

Dr Arnault asobanura neza ko atabwiye ababyeyi ngo bime abana amafunguro ariko ngo bamenye ibyo babagaburira n'ingaruka mbi cyangwa nziza bishobora kubagiraho. Ikindi ngo niba upimishije umwana ugasanga yagabanutseho amagarama ntibizagutere ubwoba ngo wumve ko byacitse kuko nk'uko abivuga ngo umwana kugira ngo agabanuke ibiro biterwa n'impamvu zinyuranye harimo no gukura.

Dr Arnault asoza agira ababyeyi inama yo gupimisha umwana ukiri munsi y'imyaka 3 byibura inshuro eshatu mu mwaka k'umuganga w'abana kabone niyo yaba atarwaye cyangwa agaragaza ko afite ubuzima bwiza kugira ngo niba hari impinduka mu biro barebe ku murongo w'ibiro (courbe de poids) uko bigenda nk'uko biteganywa n'Umuryango w'Abibumbye wita ku buzima (WHO).

KONSA UMWANA NEZA BITUMA AKURA ARI UMUHANGA

Konsa umwana ni kimwe mu bintu by'ingenzi bituma umwana agira ubuzima bwiza. Abahanga rero baremeza ko ngo iyo umwana yonkejwe neza bituma akura ari umuhanga ugereranyije n'abana bakura batarigeze bonswa.

Mu bushakashatsi bwakozwe na Kaminuza ya Oxford mu bufatanye na Kaminuza ya Essex bwagaragaje ko konsa umwana bitera impinduka nziza ku mitekerereze ye bikaba n'imbarutso ituma umwana akura ari umuhanga cyane ugereranyije n'umwana uba atarigeze yonka.

Ubu bushakashatsi bwakorewe ku bana 10.000 bafite imyaka kuva kuri 5 kugeza kuri 14 hagendewe ku imitsindire y'aba bana mu ishuri.
Aba bashakashatsi bemeza ko ku byiciro byose by'amasomo ba bana bakoze, abana bonse neza bagiraga amanota meza mu ishuri ugereranyije n' abana batigeze bonka babaga bari mu kigero kimwe cy'imyaka.

Nkuko tubikesha urubuga rwa 7sur7 aba bashakashatsi bagaragaje ko ibyumweru 4 gusa umwana yonka biba bihagije kugira ngo ubwonko bw'umwana bube bufite ubushobozi bwo gufata amasomo byibuze kugeza ku urwego rw'amashuri yisumbuye ndetse no hejuru.

Nkuko yabitangaje, Maria Iacovou, umwe mu bakoze ubu bushakashatsi yemeza ko QI y'umwana wonse neza iba ari 3 kugeza kuri 5 hejuru ugereranyije n'abana bandi bari mu kigero kimwe cy'imyaka batigeze bonswa na rimwe. Ni ngombwa rero gushishikariza ababyeyi bose konsa abana babo kuko byagaragaye ko ari ingirakamaro mu mitekerereze y'umwana mu gihe kizaza.

IJWI RY'UMUBYEYI W'UMUGORE RIFITE UBUSHONBOZI BUDASANZWE KU MWANA!

Nk'uko byemezwa na Leslie Seltzer wakoze ubushakashatsi ku mbaraga ijwi ry'umubyeyi w'Umunya-Georgia rigira ku mwana w'umukobwa cyane cyane uri mu kigero cy'imyaka hagati ya 7 na 12, ngo abana bo muri iki kigero bashimishwa cyane no kumva ijwi rya ba nyina ndetse bikaba byatuma umwana yongera kugira imbaraga no gushira agahinda igihe yari ababaye.

Urubuga rwa unternet 7sur 7 rwatangaje iyi nkuru, ruvuga ko ngo ibi bituruka ku mutima wa kibyeyi wuzuye urukundo koroshya, gutuza no gucisha make biranga ababyeyi b'abagore. Ibi bikaba ari na byo bituma umubyeyi yihanganira ububabare agira igihe arimo kubyara.

Agendeye ku byo yatangarijwe na bamwe mu bana baganiriye na we, aho bagize bati "Ntabwo amagambo mama avuga ari yo atuma tugubwa neza ahubwo ni ijwi avugamo ayo magambo ", Leslie Seltzer ngo asanga ikiganiro hagati y'umwana na nyina gifite agaciro gakomeye ku burere umwana akurana.

Uyu mushakashatsi akomeza avuga ko aho iterambere ryaziye ngo usanga bamwe mu babyeyi baganiriza abana babo kuri telephone cyangwa kuri internet bakoresheje facebook bakumva birahagije. Nyamara ngo burya kuganira n'umwana muri kumwe birushaho kuba byiza kuko ngo mu biganiro umubyeyi ashobora kuvumbura ikibazo umwana afite nyamara atari yakimubwiye bityo ngo akamufasha kugikemura.

ABANA BAVUKA KU BABYEYI BANYWA ITABI BAVUKANA UBUROZI BW'ITABI MU MARASO YABO

Ubushakashatsi bwakozwe n'abashakashatsi bo mu gihugu cy'Ubudage, bwagaragaje ko abana bavuka ku babyeyi banywa itabi bavukana ubumara buba mu itabi ku kigero kitari hejuru cyane ariko bikaba bishobora gutera ingorane zitari nke ku buzima bw'abo bana cyene cyane iyo ababyeyi bombi banywaga itabi mu gihe umwana yasamwaga no mu gihe bari bamutwite.Nkuko byatangajwe muri "Pediatrics" ngo aba bashakashatsi bakoze ubushakashatsi ku bana bafite ababyeyi banywa itabi bagera kuri 259, bafite ibyumweru 4 bakabakurikirana kugeza bageze ku myaka 5, ngo basanze abana bavutse ku bagore banywaga itabi mu gihe cyo kubasama no kubatwita bafite bumwe mu bumara bwo mu itabi bugera ku kigero cya 15% naho abavutse ku babyeyi bombi baranywaga itabi mu gihe basamwaga no mu gihe bari babatwite, bo ngo basanze bumwe mu burozi bwo mu itabi bwari mu maraso yabo bugera ku kigero cya 21%.

Ngo nubwo batabashije kugaragaza isano iri hagati y'umugabo unywa itabi no kwangiza umwana uri munda ya nyina, gusa ngo kuba umugabo yaranywaga itabi mu gihe cyo gusama uwo mwana no mu gihe cyo kumutwita, byongera bumwe mu bumara bwo'itabi mu maraso y'umwan uvutse ku babyeyi banywa itabi.

Babyeyi munywa itabi rero murumva ko muba mwangiza ubuzima bw'abo muzabyara, tutanirengagije ko kunywa itabi byica n'utarinywa mu gihe umuntu arinywereye ahari abandi bantu kuko umwotsi waryo wica cyane.

UMWANA WABONYE SE ACA INYUMA NYINA NAWE ABA AFITE AMAHIRWE MENSHI YO KUZABIKORA

Byari bimenyerewe cyane ko imvugo «Uwiba ahetse aba yigisha uwo mugongo» ikoreshwa mu muco nyarwanda hagamijwe kugaragaza ko inshuro nyinshi habaho uruhererekane rw'imico n'imyitwarire hagati y'umubyeyi n'umwana we; ubu noneho Kaminuza ya Prague yo mu gihugu cya Tchèque yashyize ku mugaragaro inyigo ifitanye isano ya bugufi n'ibyo umuco nyarwanda wari usanzwe wemeza. Mu nyigo yakozwe n'iyi kaminuza ku ruhererekane rw'imyitwarire mibi hagati y'ababyeyi n'abana babo yagaragaje ko umugabo ufite se wigeze guca inyuma umugore we, aba afite amahirwe menshi yo guca inyuma umufasha we, ibi rero bifitanye isano n'uruherekane rw'ingeso hagati y'umubyeyi n'umwana we, uretse ko ubu bushakashatsi bwagaragaje ko uru ruhererekane rw'ingeso mbi rutagaragara hagati y'umukobwa na nyina.

Jan Havlicek, umushakashatsi wayoboye ikorwa ry'iyi nyigo yatangaje ko abahungu bakura bitegereza cyane ibibera iruhande rwabo, ibyo babonamo inyungu cyangwa se bidafite icyo bibamariye, akenshi ba se akaba aribo bafatiraho ingero mu byo bazakora mu minsi iri imbere byaba bibi cyangwa se ibyiza.

Hakorwa iyi nyigo, abantu bashakanye(bashyingiranywe) bagera kuri mirongo inani na batandatu, babajijwe ibijyanye n'amasano n'imyitwarire byabo hagati y'ibitsina bitandukanye, ndetse babazwa aho imyitwarire yabo ihuriye n'ingeso mbi z'ababyeyi babo.

Ubu bushakashatsi bwaje kugaragaza ko abagabo n'abagore bagira ibyifuzo byabo mu mibanire yabo n'abandi, ndetse n'uburyo bagaragaza amarangamutima yabo butandukanye; byagaragaye ko umugabo aba yifuza gukorana imibonano mpuzabitsina n'abantu batandukanye mu gihe umugore we aba yifuza kubona umugabo umwitaho kandi ubera umubyeyi mwiza abana be.

Aba bashakashatsi bakomeza bavuga ko imwe mu mpamvu zitera abagabo kubeshya bagamije guca inyuma abo bashakanye ari uko baba bifuza kuryamana n'abantu batandukanye, mu gihe abagore bo kubeshya babiterwa n'uko badashimishwa n'abagabo babo.

Ikorwa ry'iyi nyigo ryari rigamije by'umwihariko kugaragaza uruhererekane rw'ingeso mbi hagati y'umubyeyi n'umwana we nk'uko abayoboye ubu bushakashatsi babitangaje.

UMWANA UGIRA IKIBAZO CYO GUSINZIRA NEZA BISHOBORA KUMUVIRAMO

GUKURA AGIFITE ICYO

Inkuru dukesha Fox News ivuga ko ababyeyi bakunze gusinzira batitaye ko abana babo baba basinziriye cyangwa badasinziriye ngo bagomba kumenya ko abana bafite ikibazo cyo gusinzira bakiri bato bikomeza no mu mikurire yabo.

Ubushakashatsi bwatangarijwe mu kinyamakuru k ivuga ku buzima bw'abana(the journal pedriatics) bwagaragaje ko abana bagira ikibazo cyo gusinzira neza bakomeza kukigira mu bihe bitandukanye ugereranije n'abana basinzira neza. Abana ntibareka kugaragaza ikibazo cyo gusinzira ngo nk'uko ubushakashatsi bakoze bwabigaragaje neza. Ibi byatangajwe n'umuganga w'abana mu gihugu cya Colorado witwa Lisa Meltzer.

Uyu muganga agaragaza ko abashakashatsi bakoze isuzuma ku bagore 250 bababaza uko babonaga ibijyanye n'uko abana babo basinziraga guhera ku mezi atandatu, 12, 24 na 36; bakavuga ko niba abana batangiye gukura nta bibazo byo gusinzira bafite amahirwe kandi ko nta na rimwe bazagira ikibazo cyo gusinzira mu bindi bihe.

Ariko bakavuga ko kuva ku bana 21 kugeza kuri 35 bavuye mu bana 100 bakoreweho ubushakashatsi baramutse bafite ikibazo cyo gusinzira mu gihe kiri imbere byaba byoroshye ko bazakomeza kugira iki kibazo.

Bakomeza bavuga ko hari ubundi buryo babonyemo abana bashobora kugira ibibazo bitewe n'izindi mpamvu nk'urugero ku bana bafite hasi y'imyaka 2 bahura n'ikibazo cyo gusinzira ntibapfe gukanguka, batangaza ko ku myaka 3 bene aba bana bagira inzozi ziteye ubwoba, kutaruhuka neza ndetse no kurara bigaragura mu buriri.

Kuri ibi byose umuganga Byars avuga ku misinzirire iri mu kajagari ku bana, we yavuze ko umwana wahuye n'ibi bibazo ngo bigira ingaruka ku mitekerereze ye mu kwiga ndetse no mu mikurire ye.

Meltzer we arangiza avuga ko gusinzira ari ikintu cya mbere umuryango ugomba kwitaho, akavuga ko ababyeyi bagomba gushyiraho amasaha yo kuryama ndetse n'ayo kubyuka nk'uko ubushakashatsi bwagaragaje ko ari ngombwa.

ABANA BONKA HAKORESHEJWE "BIBERON" BARIRA GAKE UGERERANYIJE N'ABANDI

Mu by'ukuri uburyo bwiza bwo kugaburira umwana ukiri muto (Munsi byibuze y'imyaka 2) ari ukonswa na nyina, ariko nkuko bitangazwa na "The telegraph", abashakashatsi bo muri Kaminuza ya Cambrige baherutse gutangaza inyigo bakoze ku imibereho ya buri munsi hagati y'impinja zonswa igihe kirekire n'ababyeyi.Bakaba barabagereranyaga n'impinja zigaburirwa cyangwa zonswa hakoreshejwe Biberon hamwe n'ibindi bikoresho byabugenewe, ubu bushakashatsi bwakorewe mu gihugu cy'u Bwongereza bugakorerwa ku mpinja zisaga 300, abo bana bose bakaba bari bakiri munsi y'amezi atatu y'amavuko.

Izi nzobere zo muri Kaminuza ya Cambridge zavumbuye ko abana bonswa n'ababyeyi babo bakunze kurira igihe kinini kandi bikagorana kubahoza ndetse ngo ntibakunde no gusinzirizwa n'abashinzwe kubarera ku buryo bworoshye ugereranyije n'abana bagaburirwa hakoreshejwe Biberon cyangwa ibindi bikoresho byabugenewe nkuko byemezwa n'aba bashakashatsi dukesha iyi nyigo.

Gusa nanone ubu bushakashatsi ntabwo bugaragaza impamvu yaba ibitera, cyangwa niba haba hari ingaruka zaba ku bana bonswa cyangwa bagaburirwa hakoreshejwe za Biberon.

Ibindi bitabo bya Bangambiki Habyarimana

Akabanga k'Urukundo
Shira Irungu

Bangambiki Habyarimana Online

http://www.amakururwanda.com
http://youtube.com/user/amakuruyurwanda